Orgasmos:
como chegar lá

JENNY HARE

Orgasmos:
como chegar lá

Tradução
Fátima Santos

BestSeller

CIP-BRASIL. CATALOGAÇÃO-NA-FONTE
SINDICATO NACIONAL DOS EDITORES DE LIVROS, RJ.

H24o Hare, Jenny
Orgasmos: como chegar lá / Jenny Hare; tradução: Fátima Santos. — Rio de Janeiro: Best*Seller*, 2010.

Tradução de: Orgasms and how to have them
ISBN 978-85-7684-139-5

1. Orgasmo feminino. 2. Mulheres — Comportamento sexual. 3. Educação sexual para mulheres. I. Santos, Fátima. II. Título.

09-2672 CDD: 613.954
CDU: 613.88-055.2

Texto revisado segundo o novo Acordo Ortográfico da Língua Portuguesa.

Título original
ORGASMS AND HOW TO HAVE THEM

Capa: Ricardo Hippert
Editoração eletrônica: FA Editoração

Impresso no Brasil

ISBN 978-85-7684-139-5

Sumário

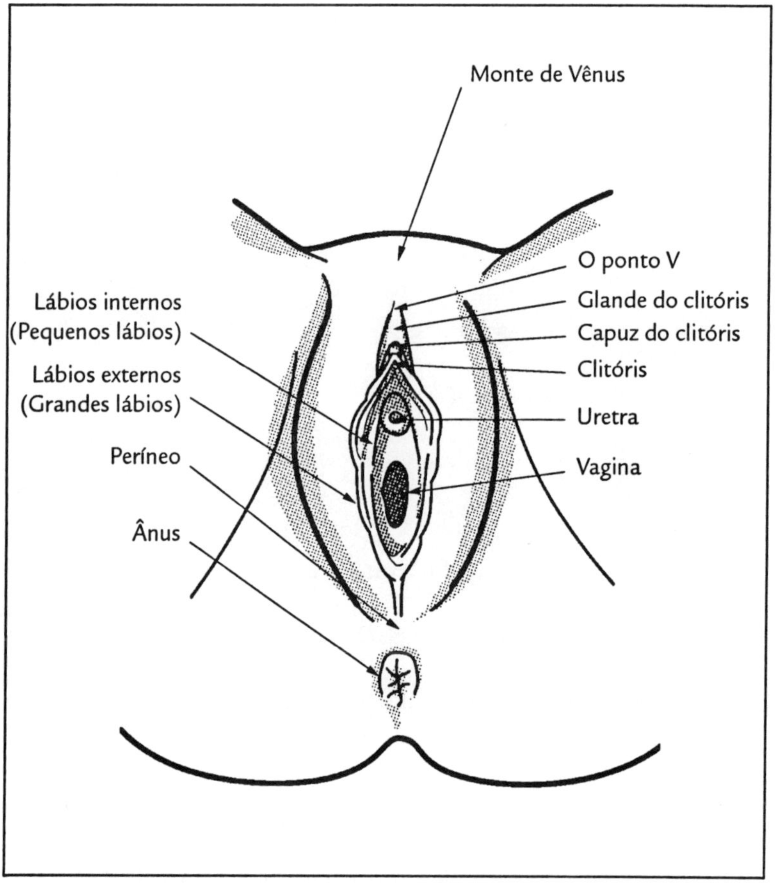
Monte de Vênus
O ponto V
Glande do clitóris
Capuz do clitóris
Clitóris
Uretra
Vagina
Lábios internos
(Pequenos lábios)
Lábios externos
(Grandes lábios)
Períneo
Ânus

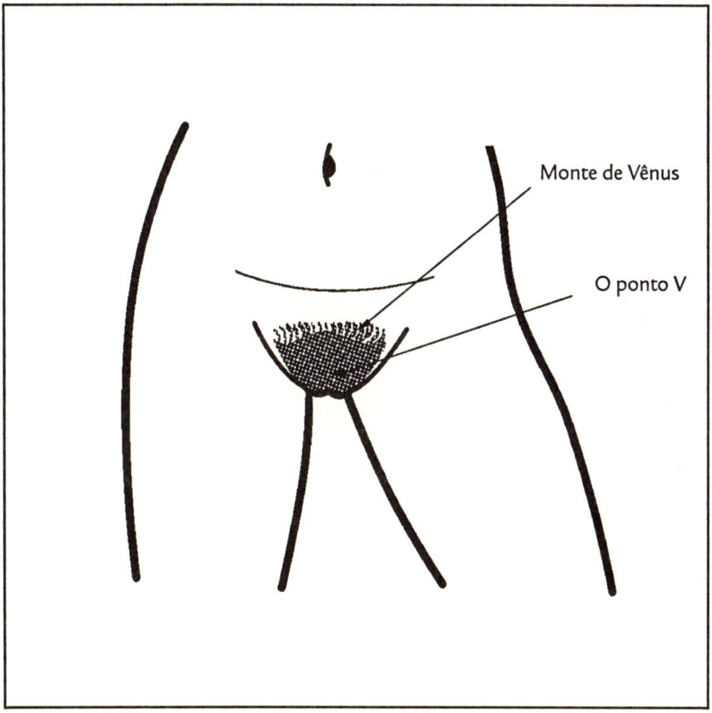
Monte de Vênus
O ponto V

Agradecimentos

Meus agradecimentos a todos que estiveram envolvidos com este livro na Vision, especialmente Kate Pollard, por seu critério, esmero e estímulo. Meus agradecimentos também à minha agente, Charlotte Howard, por me encorajar a escrever este livro desde o início.

E, como sempre, meus agradecimentos e amor à minha irmã, Penny Stanway, e a todos os meus amigos por me apoiarem durante a minha concentração no livro por tantos meses!

Introdução

Desde a conquista da liberdade sexual nos anos 1960, os duplos padrões relacionados ao sexo quase desapareceram para as mulheres. Além disso, com eficientes anticoncepcionais que permitem relações sexuais sem medo da gravidez, estamos vivendo um tempo magnífico e gratificante.

Parece fantástico, não é? Mas estamos *de fato* tendo relações sexuais maravilhosas? Infelizmente, para a maioria das mulheres a resposta ainda é negativa. O fato é que grande parte delas não tem uma vida sexual maravilhosa e, na realidade, muitas de nós conseguem pouquíssima satisfação porque têm problemas para chegar ao clímax. Exatamente quantas mulheres são afetadas? Pesquisas indicam que uma porcentagem alta (pelo menos uma em dez) *nunca* atingiu o orgasmo, enquanto muitas outras perderam o jeito completamente (em torno de 30%) e outras 40% não podem garantir que atingirão o orgasmo na maioria das vezes em que fizerem sexo. Portanto, na melhor das hipóteses, apenas uma em cada cinco mulheres está segura de que atingirá o orgasmo facilmente quando quiser. Se considerarmos as muitas mulheres que por timidez evitam admitir que não atingem o orgasmo, estamos falando que a maioria de nós está perdendo um dos prazeres da vida.

Durante muitos anos trabalhando como terapeuta sexual, conselheira e colunista, estimulei mulheres a descobrir sua capacidade orgástica. O que aprendi ouvindo suas histórias pessoais é que as razões das dificuldades para atingir o clímax são muitas e variadas e, na maioria das vezes, várias dessas razões reunidas inibem a habilidade natural.

Quis escrever este livro para orientar todas as mulheres que desejam aprender, redescobrir ou praticar como ser facilmente orgástica e como atingir o orgasmo sempre que quiserem. Portanto, se você não está tendo orgasmos neste momento, acha difícil, incerto ou nunca teve um, este livro mostrará como descobrir uma maneira de chegar lá.

Para simplificar, na maior parte deste livro, me referi aos relacionamentos heterossexuais, mas, exceto pelas seções sobre relações sexuais, o livro também é apropriado para lésbicas.

Por sermos criaturas complexas, a mente, as emoções ou um problema físico podem facilmente inibir nossa habilidade para ter prazer durante o sexo e atingir o orgasmo. A história de cada mulher é individual, portanto o processo de descoberta do que a está impedindo de chegar ao clímax também será. É muito provável que seja algo tão fácil como aprender uma boa técnica, mas outras questões também podem refletir na capacidade orgástica.

O livro foi organizado passo a passo: primeiro explica como ocorre um orgasmo, e em seguida, como atingi-lo tendo ou não um relacionamento e, finalmente, como investigar o que a está impedindo de chegar ao clímax. Se preferir ler o livro intuitivamente e ir direto para os capítulos e seções em que acha que encontrará as informações de que necessita, tudo bem. Sua história é individual, e seu processo de descoberta também será. Porém, como a curva de aprendizagem sobre o orgasmo é fascinante e nosso alcance para atingir tipos e níveis diferentes de orgasmos é muito amplo, espero que, mesmo que você se torne orgástica em pouco tempo ou, melhor ainda, imediatamente, você se sinta atraída a ler mais deste livro.

Pense em um caminho de prazer fácil para o orgasmo e nunca desanime, pois, assim que as causas ou os "obstáculos" forem resolvidos ou removidos, pode esperar que você certamente se tornará orgástica e, uma vez iniciado o processo, logo será natural e fácil.

Sem dúvida, ser orgástica nem sempre é imprescindível para se ter uma relação sexual maravilhosa. Algumas mulheres têm momentos maravilhosos de intensa satisfação sexual sozinhas ou com um parceiro, mesmo que não termine em clímax. Este livro é para a maioria das pessoas, que não é, mas deseja ser facilmente orgástica. Espero que ele ajude a aumentar seu prazer e prepare você para ser orgástica.

Capítulo 1

O que é um orgasmo?

Os orgasmos são tão variados quanto nossas personalidades. Certamente não sabemos como as experiências de outras mulheres se comparam às nossas, mas, da mesma forma que acreditamos ver as mesmas cores que a maioria das pessoas, podemos presumir que temos basicamente as mesmas experiências sexuais que a maioria das outras mulheres. Dito isso, podemos ter tipos claramente diferentes de orgasmos, dependendo de variantes como: quantidade ou tipo de excitação, fase da vida, ciclos hormonais, humor e saúde.

Uma sucessão de sensações muito prazerosas no clitóris e a seu redor e/ou na vagina é a essência da primeira fase do orgasmo. Em seguida, há o desejo de transpor o êxtase desse estímulo diferente de qualquer outro e deixar-se levar por um prazer extremo diferente de qualquer outro — essa é a parte principal e a mais intensa. Em um nível mais complexo, essa parte pode causar uma explosão de sentimentos eufóricos.

Há diferentes tipos de orgasmos?

Fala-se e escreve-se muito sobre a localização física do orgasmo. Há muitos anos acreditava-se piamente que ele acontecia na vagina, mas, na década de 1960, o clitóris entrou em cena, e as mulheres, tentando descobrir exatamente onde a sensação ocorria, chegaram à conclusão de que o clitóris, além de ser o organizador do clímax, também era o local em que sentiam o orgasmo. Mais tarde, o conceito do ponto G e o orgasmo vaginal voltaram à moda. Neste livro, também falo do ponto V (ver a ilustração na página 6, e os Capítulos 3 e 5). Embora não seja tão comum, é possível ter orgasmo no períneo. Na realidade, a rede de nervos e músculos nessa região cria uma zona de prazer que abrange todas essas áreas, e o orgasmo pode acontecer em qualquer uma delas. Todas são extremamente prazerosas, e não há uma área melhor que a outra.

Ao se tornar uma especialista em orgasmos, você perceberá a localização de cada um e poderá escolher o tipo que prefere ter quando estiver no ápice da excitação. Mas, se você sempre atinge o orgasmo no mesmo lugar ou está muito ocupada com a paixão do momento para se preocupar com o local exato em que ele está acontecendo, definitivamente isso também é bom. Como sempre, simplesmente aproveite.

Para muitas mulheres, a condição sexual ideal é atingir o clímax com quem amam, uma vez que as diversas químicas que nos levam a experimentar o amor fundem-se às do orgasmo resultando em um clímax total e absoluto, que dá a sensação de que mente, corpo e alma estão unidos no prazer.

Como acontece, fisicamente

A excitação e o orgasmo dependem do funcionamento harmônico de mente e corpo para integrar nossas respostas ao prazer sexual. Essa integração permite uma progressão de sensações intensas na área da vagina e do clitóris, culminando em um feixe de espasmos musculares que causam uma explosão de sensações prazerosas. Uma vez iniciado, é impossível parar o orgasmo. Muito parecido com o espirro, uma vez desencadeado, somos dominadas por uma necessidade de autossatisfação. E não há nada comparável às sensações intensas de prazer.

Os sistemas hormonal e neurológico desempenham um papel importante no desenvolvimento do processo, assim como os tecidos musculares, a produção de hormônios e o sistema circulatório. De fato, a mente logo se dispõe a desfrutar do prazer, e o entusiasmo para experimentar o orgasmo facilita e possibilita cada fase da viagem, desde o primeiro pensamento ou impulso até que ele realmente aconteça.

A excitação pode ser motivada pela mente, pelo estímulo visual ou por outro estímulo sensorial e causa um aumento do fluxo sanguíneo dentro e em volta da área vulvar. Isso dilata e avermelha os lábios vaginais e o clitóris, relaxa as paredes da vagina, o que secreta mais líquido lubrificante.

Outros efeitos físicos da excitação e do orgasmo são:

- aumento dos batimentos cardíacos;
- respiração mais acelerada e/ou mais profunda;
- rubor da face, do pescoço e do peito;
- ereção e aumento da sensibilidade nos mamilos;
- pupilas dilatadas.

Em termos emocionais, se estiver fazendo amor com um (a) parceiro(a), pode se sentir completamente apaixonada por ele ou ela.

Da mesma forma que permite e estimula a excitação, o cérebro tem um efeito poderoso na transformação ou não da excitação em clímax. Se acreditar que atingirá o orgasmo, as chances serão grandes; se pensar que não conseguirá, é muito provável que ele não aconteça. Nunca foi tão necessário ter pensamentos positivos do que quando estiver fazendo amor com o parceiro ou se estiver em um momento de satisfação sexual sozinha.

Hormônios

Desde o primeiro momento de desejo, tem início em nosso corpo uma reação química complexa que continua durante a excitação e também possibilita o orgasmo. Em primeiro lugar, para nos sentirmos sensuais, necessitamos de determinados hormônios, principalmente estrogênio, progesterona e testosterona. Se tivermos a quantidade suficiente dos hormônios responsáveis pelas sensações estimulantes do desejo, a excitação e o clímax entrarão em ação.

Os principais são:

- **Feniletilamina:** o hormônio que se manifesta quando atingimos o orgasmo é o mesmo que é liberado quando nos apaixonamos (ou nos excitamos), e nos faz ter espasmos de felicidade e nos proporciona a sensação de estar no topo do mundo. Não é de se surpreender que fiquemos eufóricas, pois é como a anfetamina em seu efeito "estimulante". Pessoas deprimidas, por sua vez, geralmente sofrem da insuficiência desse hormônio, o que pode ser tanto causa quanto efeito da depressão.
- **Dehidroepiandrosterona** (DHEA): também inunda o corpo durante a excitação e o clímax. É considerado o hormônio que contribui para um sistema imunológico saudável e para os fatores antienvelhecimento. As pessoas que têm apetite sexual na terceira idade, normalmente vivem mais, e eu arriscaria o palpite de que vivem mais felizes e mais saudáveis também.

- Depois, há aquele sentimento maravilhoso imediatamente após o orgasmo, quando você se sente cheia de amor — por você, por seu parceiro ou pelo mundo. Esse hormônio do bem-estar é a **oxitocina**, que também é liberado na mulher após o parto para estimular o estreitamento dos laços entre mãe e filho. Durante as preliminares e a relação sexual, ele é produzido tanto naquele que acaricia quanto no que está sendo acariciado, especialmente durante a estimulação dos mamilos e dos órgãos genitais.
- **Endorfinas:** são bem conhecidas por fazerem as pessoas se sentirem extraordinariamente bem. É um dos hormônios produzidos durante os exercícios aeróbicos e estimula os que dançam, correm ou vão à academia regularmente. É produzido também durante o sexo e o orgasmo. Por ser também conhecido como auxiliar no tratamento da dor, os que sofrem de dor crônica, às vezes, são aconselhados a fazer amor com frequência. Porém, me pergunto se a capacidade de aliviar a dor está mais associada à sensação de bem-estar que esse hormônio produz juntamente ao prazer sexual e do orgasmo do que à sua ação de bloquear a dor, que tem sido comparada à ação da morfina. Não apenas esquecemos a dor, mas, ao nos sentirmos fantásticas, temos uma atitude muito mais positiva com relação a ela, e isso nos ajuda a suportá-la.

- Por último, há os hormônios do sexo — principalmente o **estrogênio** e a **testosterona** —, que não apenas são necessários para a excitação e o clímax, mas cuja produção aumenta durante o processo.

Ingredientes finais para a alquimia da excitação e do orgasmo

Se hormônios, músculos e desejo de desfrutar o prazer sexual fossem tudo de que necessitássemos, todos teríamos relações sexuais diariamente com orgasmos incríveis sem nenhum esforço. Porém, três outros ingredientes são necessários para impulsionar a alquimia e possibilitar que ela transforme os elementos em satisfação sexual fácil e prazerosa.

São eles:

1. **A descoberta de técnicas eficazes para você.** Nas seções sobre como se tornar orgástica sozinha e com um parceiro, ofereço as melhores técnicas que descobri serem eficazes para a maioria das pessoas. Divirta-se descobrindo aquelas que mais a atraem, as que mais a excitam e as que facilmente a fazem ultrapassar o êxtase e atingir o orgasmo. Somos diferentes, e a menor nuance de tom ou toque em qualquer aspecto do erotismo pode ser o catalisador que possibilita sua excitação e seu orgasmo.

Explorar as possibilidades quando se está completamente relaxada e sem pressa é uma experiência incrível.

2. **Prática.** Ao longo deste livro, há referências ao poder capacitador da prática e do hábito. A prática não só possibilita a habilidade e melhora as técnicas para ficar excitada e se tornar orgástica, mas também tem outro efeito, talvez até mais poderoso, porém sutil: fazer amor com frequência, ou pelo menos regularmente, nos condiciona fisiologicamente para fazê-lo sempre.

Fisicamente, a química associada ao prazer sexual flui mais abundantemente quando fazemos amor regularmente. Parece que os centros de liberação hormonal funcionam melhor quando se faz amor com mais frequência e aumentam sua produção na expectativa da próxima sessão.

O mesmo processo também funciona mentalmente: por exemplo, se você sabe que vai fazer amor naquela noite e antecipa as sensações algumas vezes durante o dia, desencadeará um fluxo estável de hormônios que possibilitam a excitação e o prazer. No momento em que estiver de fato fazendo amor, descobrirá que consegue se excitar facilmente, pois seus sentidos já estarão despertos para a estimulação e preparados para levá-la direto à curva de excitação e na direção do orgasmo.

De modo geral, o velho princípio de que "quanto mais fizer, mais poderá fazer" é especialmente verdadeiro para desfrutar um sexo gratificante e orgástico e uma vitalidade sexual vibrante.

3. **Pensamento positivo.** Se você pensar que atingirá o orgasmo, provavelmente chegará lá. Habituando-se a pensar que é extremamente feminina, que é uma mulher sensual, à vontade com a sexualidade, e que desfruta o sexo com frequência, é exatamente assim que será.

Muitas vezes, a excitação e o êxtase do orgasmo são descritos como uma sensação fascinantemente boa. Portanto, quaisquer que sejam as descobertas médicas que provam tratar-se de uma reação química ou as novas tecnologias que podem melhorar nossas habilidades, essas sensações sempre serão fascinantes. Essa é a maravilha da relação sexual prazerosa.

A importância do orgasmo em nossa vida

É essencial para nós atingir o orgasmo? Bem, certamente podemos existir sem ele, e muitas mulheres que não têm orgasmos de forma alguma sentem falta deles. Então, não, eles não são necessariamente essenciais para nossa saúde emocional, física ou, de forma geral, para nossa satisfação e felicidade.

No entanto, muitas mulheres, orgásticas ou não, na realidade, acham que os orgasmos são uma parte intrínseca do bem-estar e acreditam que, se não os atingem, estão omitindo um elemento vital. Com apenas uma exceção, todas as mulheres com as quais conversei sobre o assunto e que atualmente não são orgásticas disseram que gostariam de ser capazes de desfrutar com facilidade de forma suprema a excitação e o clímax prazerosos.

Certamente, há muito a ser dito sobre ser facilmente orgástica. Além do evidente prazer físico, o orgasmo faz maravilhas para a autoconfiança. Saber que pode dar-se tal banquete de prazer intenso sempre que desejar proporciona uma sensação de estar sendo boa consigo mesma e de estar em sintonia com sua feminilidade, sexualidade e sensualidade. Essa é uma enorme fonte de satisfação pessoal.

Se você está em um relacionamento, ser orgástica também é excelente para ele. Depois de fazer amor e atingir o clímax, você se sente cheia de amor por seu parceiro além de desejar e sentir-se desejada. E da mesma forma que é uma sensação incrível para você quando ele atinge o orgasmo, para ele também é assim quando você chega lá. O sexo casual também melhora muito se você for capaz de atingir o orgasmo com facilidade, pois, com um parceiro casual, é menos provável que tenha uma atitude mútua e atenciosa de "vamos com calma", então, será mais satisfatório em todos os sentidos se você puder adaptar a curva de excitação e o orgasmo ao ritmo do encontro inesperado.

Dar e receber prazer aproxima emocionalmente o casal. Os sentimentos combinados de entrega ao atingir o orgasmo, de ser seduzida pelo parceiro e do poder que você sente quando ele atinge o orgasmo por causa da sua sedução são deliciosamente prazerosos e unificadores.

Sinto-me mais macho quando ela goza: a história de David

Adoro quando Jess fica excitada e especialmente quando ela goza. Sinto-me forte e macho — poderoso, acredito. Fico muito carinhoso e apaixonado por ela. Infelizmente, costumo adormecer logo depois de fazermos amor, mas, mesmo na manhã seguinte, a lembrança de que ambos gozamos ainda estará em nossas mentes, e ficamos muito amorosos e carinhosos um com o outro. Você se sente muito próximo, muito junto.

O orgasmo pode ser uma experiência espiritual: a história de Sophie

Às vezes, sentimos como se estivéssemos conectados em uma outra dimensão, algo além do físico e do emocional. Não somos religiosos, mas meu parceiro e eu acreditamos que há muito mais na nossa realidade do que já foi descoberto. Estou certa de que temos almas, e, ao atingirmos o orgasmo durante o sexo, é como se o tempo parasse para um momento de beleza e união compartilhadas. Parece clichê, mas é assim que acontece.

O exercício que experimentamos durante o sexo é bom para o tônus e a circulação do corpo. A variedade de hormônios de bem-estar liberados durante a excitação e o clímax são excelentes para a mente também. O orgasmo pode não ser um elemento essencial para a boa saúde, mas pode ser um imenso benefício.

Por último, mas não menos importante, não podemos desprezar o fato de que temos um ciclo menstrual e, embora estejamos férteis apenas por alguns dias e, nesse período, mais facilmente excitadas, podemos ter desejo e nos sentir sensuais a qualquer momento do mês. Fomos destinadas a ser orgásticas, portanto é natural que nos sintamos bem quando o somos.

O sexo casual melhorou: a história de Lou

Agora que normalmente atinjo o clímax com facilidade e rapidez, a relação sexual com alguém novo é muito melhor. Antes eu ficava me perguntando por que me dava ao trabalho de ter uma relação sexual casual, pois não atingia o orgasmo, a menos que meus parceiros estivessem dispostos a gastar muito tempo e fossem de fato bons amantes, o que raramente acontecia. Atualmente, dependo menos da técnica do parceiro, pois sei que posso guiá-lo para uma posição e para um ritmo que me excitem. Meu prazer está sob meu controle, e é raro eu não atingir o orgasmo.

Desejo e excitação

Normalmente o orgasmo é precedido pela excitação e pelo desejo. O desejo pode ser despertado por um impulso físico urgente de fazer sexo ou simplesmente pelo pensamento de que seria uma boa ideia, seguido de uma decisão do tipo "Ok, vamos fazer". Essa decisão positiva (e, às vezes, sem ela) leva à excitação: um fluxo crescente de sangue para os órgãos sexuais, muitas vezes para os bicos dos seios e para os lábios também, e a sensibilidade elevada das terminações nervosas de todo o corpo.

O processo todo pode levar de apenas um ou dois minutos (o que é muito raro) a cerca de vinte minutos ou mais (mais provável) e pode ser prolongado por horas. Em geral, os orgasmos rápidos não são tão poderosos quanto os de longa duração, provavelmente porque, como a mente comanda a velocidade do clímax, os órgãos sexuais não têm tempo suficiente de intumescerem, e nem as terminações nervosas têm tempo de alcançar a completa sensibilidade. Se você nunca gastou mais do que uns poucos minutos na excitação e nunca atingiu o orgasmo, dedicar mais tempo para despertar o desejo pode ser a resposta para se chegar lá.

Em geral, começamos a despertar nossos desejos sexuais na puberdade e durante a adolescência. Muitas vezes, a primeira paixão adolescente envolve um fascínio por uma celebridade, como um músico ou um ator. Ainda hoje, se escuto uma música que me leve para aquela época excitante da minha vida, voltam as primeiras paixões em toda a sua inocência e segurança não consumadas.

A adoração pelos ídolos românticos é uma boa preparação e prática na epifania sexual antes de estarmos prontas para o ato em si. Depois, em algumas poucas amizades, enquanto desfrutamos o romance e as carícias, aprendemos mais sobre as sensações do desejo e da excitação e nos acostumamos a provocá-las, acalmá-las ou até a ignorá-las, de acordo com a situação. Aprendemos a diferença entre desejar sexualmente e estar apaixonada, e entre estar apaixonada e amar de uma forma mais intensa e potencialmente duradoura. Então, se tudo dá certo, temos uma existência feliz pelo resto da vida tendo o desejo e a excitação como partes consistentes da libido.

É claro que a vida — e nossa libido — raramente é perfeita. Talvez tenha se desencorajado por causa das primeiras obsessões pelos ídolos; se ficou assustada ou desinteressada em função dos impulsos sexuais que surgiam e os suprimiu, jogando-se nos estudos ou nos esportes. Ou talvez seus pais a tenham feito pensar que o sexo era ruim e obsceno.

Outro cenário possível seria o de que seu desenvolvimento sexual ia bem, mas, em algum momento durante o percurso, foi prejudicado por um parceiro ou por algum acontecimento que tenha mudado sua percepção e experiência do sexo. A libido é propensa a mudanças, às vezes abruptas, em diversas fases da vida. À medida que amadurece, você pode achar que o corpo tem menos facilidade para ser estimulado a desejar o sexo ou que talvez ambos tenham desistido do sexo. Se for verdade, o fato de estar lendo este livro indica que a sua mente não está tão preparada para desistir. Afinal, o desejo, a excitação e a satisfação são intensamente prazerosos e bons para nossa felicidade individual e para nossos relacionamentos (se os tivermos).

Felizmente, nem tudo está perdido se o desejo e a excitação realmente enfraquecerem ou desaparecerem — é absolutamente possível trazê-los de volta à vida. As recomendações deste livro e sua intuição podem ajudá-la a identificar possíveis razões que levaram à perda do desejo ou da intensidade de excitação e para planejar trazê-los de volta. Certamente, pode não ser como antes, uma vez que estamos em constante transformação, mas, se quiser, pode manter a sexualidade. A sexualidade não é determinada por ter ou não um parceiro, pelos hormônios ou pelas químicas — ela depende, em grande parte, da atitude mental.

Eu desistia do sexo: a história de Brenda

Eu tinha um histórico de desistir do sexo e de meus parceiros. No começo do relacionamento, eu fantasiava loucamente, e isso durava de alguns meses até mesmo alguns anos. Depois, como uma luz que se apaga, a atração desaparecia, e eu terminava com eles ou eles terminavam comigo porque se cansavam das minhas recusas sexuais. Muitas vezes eu pensava: "Se eu encontrasse alguém deslumbrante como Johnny Depp, o desejaria para sempre." Porém, por acaso, um dia vi o Johnny Depp em um filme novo e, para minha decepção, ele não me afetou em nada. Foi então que percebi que meu desejo tinha pouco a ver com a aparência dele e que a beleza em si não significava que alguém era sensual — era a personalidade que me excitava.

Daquele dia em diante, não sairia com ninguém até que encontrasse um homem cuja mente, e não a aparência, me excitasse e interessasse. Minha relação com Doug foi a melhor e mais duradoura, mas quase desmoronou há alguns anos quando tive de fazer uma histerectomia. Não desisti dele, Doug foi carismático como nunca comigo. Minha mente e meu corpo simplesmente estavam afetados pelo desequilíbrio hormonal e haviam parado de estimular o desejo. Mais uma vez eu não gostava de sexo e nem tinha orgasmos. O sexo significava muito para nós, por isso, seguindo seus conselhos, sempre que podia, eu me exercitava aos poucos para ficar fisicamente bem de novo e tentava convencer minha mente a voltar a me sentir sensual também. Embora o esforço tivesse de ser basicamente meu, Doug ajudou muito não me pressionando e fazendo voluntariamente massagens maravilhosas ou me presenteando com longas sessões de carícias, que trouxeram de volta minha capacidade para o prazer sexual. No tempo certo, o desejo sexual e a excitação começaram a voltar e, em seguida, vieram os orgasmos também.

Com certeza hormônios são poderosos, mas a mente é mais e muitas vezes supera qualquer carência hormonal ou física.

O Viagra ajudaria?

Atualmente, acredita-se que o Viagra e drogas semelhantes não funcionam tão bem nas mulheres porque a excitação delas nem sempre está associada ao desejo como ocorre com os homens. Enquanto na juventude um impulso puramente físico costuma ser suficiente para estimular o desejo e empurrar para a curva de excitação, quando amadurece, a maioria das mulheres acredita que a mente desempenha uma função muito importante na excitação. No entanto, vale considerar tudo o que possa ajudar fisicamente. Logo, seria interessante acompanhar os estudos sobre as novas drogas e terapias.

É bom lembrar que é você quem mantém a excitação sob controle em sua mente, portanto, pense no que a faz se sentir sensual, no que desperta seu desejo e intensifica a excitação. Coloque essa equação fisicamente na vida e também de modo vívido na mente, e o orgasmo virá.

Crie tempo, dedique tempo

Na juventude, ficamos fascinadas ao descobrir o prazer sexual e o queremos a toda hora. Não precisamos criar um tempo para ele, já estamos pensando e desfrutando dele sempre que possível, de forma natural e espontânea. Esforço? Nem pensar!

O mesmo acontece nos relacionamentos novos, que são excitantes em qualquer época da vida — a atração e o desejo são absolutamente irresistíveis —, então, mesmo que nossas agendas estejam lotadas, mesmo que as responsabilidades sejam imensas, criamos tempo e dedicamos tempo para isso.

Para algumas mulheres, o entusiasmo e a excitação juvenis ou o sexo em um relacionamento novo são orgásticos. Mas, para muitas, a relação sexual acaba sendo muito rápida ou até mesmo apaixonada demais para aprender como atingir o orgasmo. Portanto, se até hoje essa foi sua situação com relação ao sexo, pode ter tido uma libido boa e saudável e muito prazer, mas ficou sem os orgasmos.

Para aquelas que foram orgásticas, mas não o são agora, é provável que, passada a fascinação dos primeiros ou dos novos romances, elas percebam que o prazer sexual e o clímax se tornam cada vez menos espontâneos e que outros passatempos, compromissos e a simples falta de energia ganharam terreno, até que o interesse sexual e os orgasmos entraram em declínio e talvez tenham cessado por completo.

Tenho aconselhado muitas mulheres que nunca ou quase nunca fizeram amor, mas lamentam o fato e se queixam de serem anorgásticas. Muitas vezes, elas jogam a culpa para a queda do desejo ou uma capacidade reduzida de excitação. Algumas acham que precisam estar apaixonadas para desfrutar de uma magnífica relação sexual e responsabilizam a anorgasmia pelo fato de não estarem.

Se qualquer uma dessas situações se aplica a você, crie coragem. Sim, você pode voltar a ter o encanto do prazer sexual e, sim, você pode se tornar orgástica ou, se já foi, reencontrará o jeito.

A solução é reconhecer a verdade que, para as mulheres e para muitos homens, a espontaneidade frequentemente desaparece quando a fase de excitação da novidade e a atração inicial passam. Como qualquer atividade, por mais que gostemos muito, temos de escolher fazê-la. Como a maioria das habilidades, quanto mais praticamos, mais facilmente e com mais satisfação a fazemos, tornando-a um hábito regular.

Assuma o compromisso de fazer sexo sozinha ou com um parceiro pelo menos uma vez por semana. O objetivo é praticar muito até que os orgasmos comecem a aparecer e, finalmente, você consiga atingi-los sempre que quiser.

Sem tempo? Crie tempo. Muito estressada? Diga a si mesma que o sexo a relaxará (e irá). Muito cansada? Lembre-se de que, quando o prazer começar, desfrutará dele, por mais cansada que esteja (você irá). Saiba que dormirá extraordinariamente bem (você irá). Abra espaço em sua agenda, por mais ocupada que esteja. Isso é profundamente importante para você. Você não estaria lendo este livro se não fosse. Crie tempo e dedique tempo para se curtir, o seu eu sexual, e uma vez que saiba como, dê-se a felicidade de um orgasmo

Capítulo 2

Ame-se, ame o seu corpo

Gostar de si e estar em paz consigo ajuda-nos a aceitar e ter prazer com a nossa sexualidade. Não há nada como uma atitude confiante na vida e uma grande autoestima para encorajar uma expectativa positiva e descontraída de uma vida sexual gratificante e de satisfação com sua sexualidade. Se você acredita que é sexy, você *é* sexy, e sentir-se de fato alegre, vibrante e completamente apaixonada pela vida é um excelente afrodisíaco.

O que isso tem a ver com a falta de orgasmos?

Esse pode ser um fator decisivo. Se sua autoestima ou autoconfiança abaixa, pode gerar uma corrente de pensamentos, conscientes ou inconscientes, quando estiver fazendo sexo, como "você não vai atingir o orgasmo", ou "você não tem jeito; você é um fracasso". Imediatamente é enviada para o sistema neurológico uma mensagem de que o orgasmo não acontecerá, e não acontecerá, porque efetivamente você o programou para não acontecer.

Um golpe na autoestima: a história de Jay

Eu era orgástica, mas, quando perdi meu antigo emprego, a sensação de fracasso atingiu todos os aspectos de minha vida, inclusive minha libido. O que deveria ter me libertado da tristeza a aprofundou ainda mais, porque eu não conseguia entrar no clima. Estava apática para fazer amor e nem mesmo me dava ao trabalho de me masturbar. Eu começava por alguns minutos e pensava "isso não é bom; não vou ter prazer e não há chance de eu atingir o orgasmo, então, para quê?". Aos poucos, com a ajuda de um terapeuta cognitivo comportamental, aprendi a usar afirmações positivas e raciocínio para me livrar da tristeza e, ao acreditar que desfrutaria do sexo novamente e seria orgástica, fiz com que acontecesse. Periodicamente tenho momentos de desânimo, mas agora sei o que fazer e me recuso a deixar que afetem minha vida sexual. Ela é uma parte fundamental para minha autoestima e meu amor à vida e cuidarei dela de agora em diante, não importa o que aconteça.

Com a autoestima e a autoconfiança altas, você estará pronta para praticar dizendo a si mesma "sou uma mulher orgástica e adoro os prazeres do sexo", dando a todo o seu sistema sexual o impulso para desfrutar da curva de excitação até ao ápice do orgasmo, e passar por ele, até o êxtase.

Construindo a autoestima

Se sofre de baixa autoestima, você provavelmente não alcançará todo seu potencial na vida, e isso também afetará seu entusiasmo para o sexo e sua capacidade para o prazer, incluindo o clímax.

É fácil pôr a culpa pela nossa autoestima, seja pela sua intensidade ou pela sua falta, em nossos pais. Sem dúvida alguma, em geral, são eles quem a moldam. Muitas vezes, crianças que sofrem de baixa autoestima levam esse problema para a idade adulta.

Sejam quais forem as razões para não pensar suficientemente em si mesma e nas suas habilidades, é importante lembrar que pode superá-las ou contorná-las, construir um nível saudável de bem-estar, de autoestima e confiança e mantê-lo para sempre.

Você está no comando de sua existência, controla suas atitudes e sua vida. Ninguém mais pode obrigá-la a negar o sentimento de valor próprio se você acredita em si mesma. Essa crença é uma atitude que se escolhe, todos os dias.

Comece agora, você é uma pessoa maravilhosa, uma pessoa maravilhosa e orgástica.

Comece hoje nutrindo a autoestima com uma mudança de atitude. Provavelmente você está pensando: "Se ao menos fosse tão simples." Mas prometo que realmente é. Isso não significa que você agita uma varinha mágica e imediatamente começa a pensar de forma positiva sobre você mesma. Isso exigirá muita prática, mas você tem a coragem e a habilidade, o que é comprovado pelo fato de estar lendo este livro.

Você pode elevar sua autoestima rapidamente de três maneiras: afirmação, razão e comportamento. Eles funcionam melhor em conjunto.

Como ter uma boa autoestima

Antes de mais nada, precisa esquecer a autocrítica. Diariamente, repita o seguinte mantra: "Hoje, vou pensar que sou uma pessoa legal."

Definitivamente, se não estiver feliz com a palavra "legal" porque a acha enfadonha ou falsa, escolha outra. Poderia ser, por exemplo, "excelente", "adorável" ou "especial". Todas são apropriadas. Tudo o que peço é que seja uma palavra cem por cento positiva.

Faça isso todos os dias, como sua primeira ação ao acordar e a qualquer momento em que estiver se colocando para baixo ou perceber que alguém o está fazendo. Repetir o mantra não apenas a lembrará de que é uma pessoa boa, mas mudará de fato sua aura, linguagem corporal e seu comportamento e afetará positivamente as pessoas a seu redor também.

Está descrente? No começo, muitas pessoas ficam, e eu entendo perfeitamente. Mas tente, e verá que ele tem um efeito extraordinário.

O efeito que você mais deseja, no contexto deste livro, é o de que a autoestima floresça para que o prazer sexual alcance todo o seu potencial.

Razão e lógica

Se recentemente algo abalou sua autoestima ou se ela é normalmente baixa depois de anos de condicionamento, precisará criar ou reforçar uma base sólida para a afirmação de que é uma pessoa legal e valiosa.

A razão e a lógica são ferramentas para isso e, se usadas com honestidade e bom-senso, elas abrirão seus olhos para os elementos positivos de sua personalidade e ainda a estimularão no processo de amadurecimento de seu potencial.

Quem é você?

Um bom começo para se sentir bem é fazer uma lista de todos os seus atributos positivos. Eu faço a minha a cada semana só para "abastecer". Liste tudo o que vier à mente e inclua habilidades e também características pessoais. Se a autoestima e a autoimagem são muito baixas, terá dificuldades, então peça a um bom amigo para ajudá-la. Não tenha medo de fazê-lo; seus amigos e sua família adorarão pensar sobre as coisas que admiram ou gostam em você.

Peça ajuda a uma amiga: a história de Karen

> Tive que pedir a uma amiga que me desse uma referência minha ao preencher uma ficha de inscrição para um curso que desejava fazer. Fiquei surpresa com os atributos que mencionou, alguns dos quais eu jamais atribuiria a mim. Esse fato me deu um ânimo enorme e me incentivou a continuar prestando atenção à minha autoestima e mantê-la saudável.

Use essa base de atributos positivos para argumentar consigo mesma, se algum dia sua autoconfiança for abalada. Atente para o que está sentindo e, uma vez identificado, comece a usar a mente para restabelecer o equilíbrio. Por exemplo, se você for criticada, foque os pontos considerados e avalie o que pode fazer para melhorar, se necessário. E, sobretudo, lembre-se de que a crítica não deve desanimá-la, ao contrário, poderá usá-la como uma ferramenta para refletir sobre a questão e para crescer a partir disso. Dessa forma, tudo o que acontece conosco é parte do processo de amadurecimento; uma oportunidade para aprender sobre nós mesmas e para continuar nosso desenvolvimento.

Sempre que a confiança for abalada, lembre-se de suas habilidades, conquistas e das melhores características pessoais — ser gentil, amorosa, ajudar outras pessoas, ser uma boa líder ou membro de um time —, tudo o que vier à cabeça.

Faça as pazes consigo

Quando você tem uma amiga realmente boa, em quem se confia, de quem se gosta, com quem se tem prazer em estar junto e com quem você pode ser totalmente honesta, você não se importa com a aparência, simplesmente a ama.

Trate-se como a uma estimada amiga. Escute seus pensamentos, seu corpo, sua alma. Dedique tempo para prestar atenção, pois é dessa forma que aprenderá cada vez mais sobre você e sobre o melhor caminho a seguir.

Seja sua melhor amiga: a história de Cheryl

Frequentemente converso comigo — algumas vezes em voz alta, se estiver sozinha —, para me ajudar a resolver algumas questões e me dar um apoio. Pode parecer insano, mas me ajuda a encontrar o equilíbrio, a refletir e a tomar decisões. Abraço-me mentalmente se me sinto desanimada e dou sugestões para me recuperar. Tenho algumas amigas e sou muito íntima de duas delas. Elas me conhecem muito bem, mas não podem estar à minha disposição, enquanto eu posso ser minha melhor amiga o tempo todo.

Agir dessa forma tem me ajudado sexualmente também. Quando há um problema, eu mesma me ajudo a determinar o que meu parceiro ou eu podemos fazer. Assim, quando não conseguia atingir o clímax, não fingia que nada estava acontecendo ou que isso não tinha importância. Eu me preocupava e dizia para mim mesma que provavelmente era só uma fase. Mas acabou não sendo. A fase continuou, e então foi como se meu corpo me dissesse: "Pelo amor de Deus, faça alguma coisa. Estamos sentindo falta!" Então procurei uma terapeuta e comecei a trazer de volta minha habilidade para atingir o orgasmo. Embora minhas amigas sejam maravilhosas, eu não poderia falar com elas sobre isso, pois ficaria envergonhada, e, de qualquer forma, elas provavelmente teriam ficado perdidas para me aconselhar. Eu sabia que precisava de ajuda e a procurei. Senti-me muito bem por ter sido tão positiva em todos os sentidos e por ter sido

> capaz de, em apenas algumas semanas, consertar o que minha terapeuta chamou de "um fusível queimado", e voltei a ser orgástica. Não teria conseguido isso sem a comunicação harmoniosa entre minha mente, meu corpo e minha alma.

Goste de si mesma, valorize-se, ame-se, seja sua melhor amiga. Tudo isso faz parte de ser orgástica.

Ame-se

Não é um pouco narcísico amar a si mesmo? De forma alguma. Se você se ama, será capaz de amar ainda mais os outros. Ame-se e terá percorrido boa parte do caminho para ser feliz com sua sexualidade, sensualidade e capacidade orgástica. Ame-se para receber e aceitar o amor daqueles a quem você ama e, ao fazê-lo, atrairá mais amor.

Isso tudo é um círculo, mas coloco a autoestima em primeiro lugar nesta seção, porque desenvolvê-la é simples. Uma vez que você pense positivamente sobre si mesma, será muito mais fácil amar-se. O amor nem sempre é espontâneo, e sim uma emoção que escolhemos sentir. A construção completa da autoestima acaba com o pensamento do tipo: "o que há para amar em mim?", e permite que você veja suas inúmeras características adoráveis.

Pratique agora, mudando seu pensamento para amar-se positiva, calorosa e graciosamente. Olhe no espelho, sorria afetuosamente e diga "eu amo você", para você mesma. Se alguma vez se magoar de alguma forma ou ficar um pouco desanimada, dê-se um grande abraço mental. Ou volte a ser uma menininha na confortável segurança dos braços de sua mamãe. Você ainda é essa menininha. Você é muito, muito amável, mas nesses dias o amor-próprio começa com você.

Muitas vezes, o amor por si é a chave para ser orgástica, pois, se você não se amar ou achar que não deve se amar, poderá sabotar a habilidade para o clímax ao programar a conexão entre sua mente e seu corpo para não aceitar o prazer.

O orgasmo é um presente lindo e incrível que nos damos. O melhor amante do mundo não será capaz de ajudá-la a ter ou "dar" um orgasmo se sua mente de alguma forma o rejeita. Quando você se ama, diz "sim" prontamente para o prazer do orgasmo.

O amor-próprio também lhe permitirá amar verdadeiramente seu parceiro, em vez de confundir esse amor com carência ou ganância. Razões tão negativas não servem para o orgasmo — na verdade, elas não trarão felicidade para qualquer aspecto da vida. Quanto mais você tentar agarrar o prazer sexual e forçar o orgasmo, menor a possibilidade de ele acontecer. Por outro lado, se ceder ao amor por querer o amor ardente, incondicional, caloroso e sincero, certamente abrirá as portas para o prazer e a alegria de todas as formas, incluindo o orgasmo.

Ame seu corpo

Se alguém quer fazer amor com você, tenha certeza de que é porque a acha bonita, quer você se encaixe nos padrões de beleza, quer não. O que há de mais sensual para seu parceiro é sua disposição para esquecer a aparência e entregar-se ao prazer compartilhado por vocês. É verdade que os homens se excitam mais visualmente do que as mulheres, logo, adorarão olhá-la. Mas tudo o que querem, o mais rápido possível, é ficar grudados, sentindo seu corpo junto ao deles, seu cheiro, seu gosto e sendo amados por você. Portanto, perca sua inibição. Ela não vai ajudar em nada na vida amorosa e é desnecessária se você aceitar que ele adora fazer amor com você e que a última coisa que faria seria olhá-la criticamente enquanto estiverem vivendo momentos incríveis.

Em todos os sentidos, aprecie a beleza de seus corpos enquanto movem-se juntos, mas use-a como um afrodisíaco, nunca como crítica ou para desviar a atenção do prazer de fazer amor.

O sexo melhora com a idade: a história de Judy

Quando jovem, eu era modelo e sabia que meu corpo era estonteante. Mas, de certo modo, isso prejudicava minha satisfação no sexo, pois ficava tão ansiosa para exibi-lo no seu melhor ângulo que gastava mais tempo me posicionando e posando do que relaxando e aproveitando. Eu gostava bastante de sexo, mas nunca atingi o orgasmo porque ficava muito tensa. Até que, felizmente, percebi que meus namorados não estavam interessados em olhar para mim com reverência ou em me admirar ou à minha lingerie de grife, se for esse o caso. Eles queriam me acariciar, me abraçar e se relacionar comigo. Então parei de pensar na minha aparência e relaxei. De repente, percebi o quão fantástico o sexo podia ser — maravilhoso, natural, relaxante, um excitante perfeito. E, um dia tive um orgasmo incrível, que me fez chorar e rir de surpresa e felicidade. Graças a Deus, pude descobrir que os corpos sentem prazer na cama e as aparências não importam de modo algum, porque agora percebo que, embora meu corpo não seja mais o mesmo, meu parceiro me ama muito e temos momentos orgásticos na cama.

Seja feliz por ser você

A felicidade e a satisfação possibilitam e aumentam a habilidade para ter e desfrutar totalmente de uma libido saudável, além de prazer sexual e orgasmo. Sim, nós *podemos* ser sensuais e orgásticas quando estamos infelizes e insatisfeitas. Nos primeiros dias de um relacionamento, a excitação pode afastar ou pelo menos contrabalançar qualquer depressão, apatia ou frustração que possa ter feito a libido baixar ou que tenha dificultado atingir o clímax. Frequentemente, porém, esteja solteira ou em um relacionamento longo, o pessimismo diminui a libido e, consequentemente, a capacidade de chegar ao clímax.

A felicidade pode ser causada ou interrompida por diferentes razões. Se você estiver insatisfeita, verifique as seções deste livro que sente que são apropriadas para suas necessidades de felicidade. Por exemplo, considere elevar sua autoestima, ou talvez algumas ações práticas relativamente fáceis, necessárias para mudar um aspecto da vida que está impedindo qualquer oportunidade de satisfação neste momento. Se, por exemplo, você está frequentemente pressionada e estressada, criar um bom equilíbrio entre a vida pessoal e a profissional pode revolucionar a energia emocional e física e transformar sua libido, sua sensualidade e sua capacidade orgástica.

E se não há muito do que gostar? Então transforme-se! Seguramente, a maioria de nós, em algum momento ou em diversas vezes na vida, percebe que não está se comportando de uma forma particularmente agradável ou admirável. É fácil sermos influenciadas pela frieza dos outros, por exemplo, e aprender a chegar primeiro com as flechas do pessimismo, com comentários sarcásticos ou ações indelicadas. Nosso comportamento indiferente ou, pior, totalmente rancoroso, retornará para nós sem exceção. Se você causou aversão ou temor em outras pessoas, terá os mesmos sentimentos em relação a você, o que afetará diretamente qualquer relacionamento. No fundo, você sentirá que não merece o amor de seu parceiro ou uma vida orgástica ardente e prazerosa. O mesmo acontece, se tiver o hábito de ser desonesta, financeiramente ou de qualquer outra forma. Mentiras e decepções tecem uma teia dolorosa em torno da felicidade e, mais cedo ou mais tarde, sabotam a sexualidade inata também.

Se isso soa familiar, parabéns por ser honesta o bastante para admiti-lo. Agora você tem oportunidade de reconciliar-se com qualquer pessoa que tenha magoado intencionalmente e de começar desde já a ser gentil, afetuosa e positiva. Em outras palavras, tratar a todos como seres humanos, pois, apesar de aparentarem sucesso e confiança, são tão vulneráveis e frágeis como você.

Pode parecer piegas a recomendação de ser gentil, mas em geral essa atitude faz com que os outros — e você — se sintam bem. As únicas pessoas que não gostarão dessa atitude nova e positiva serão aquelas que, tão protegidas no cinismo, não toleram a bondade. Mas essas pessoas vêm afetando sua autoestima desfavoravelmente há muito tempo. Portanto, não permita que continuem influenciando seu comportamento.

Ao se comportar de forma cordial e amável com os outros, você se sentirá bem consigo mesma e aprenderá a gostar de si, possibilitando uma autoestima saudável, o que, por sua vez, ajudará a ativar uma sensualidade e uma sexualidade confiantes.

E transforme a sua vida

Da mesma forma, se a autoestima é baixa porque você está insatisfeita com qualquer aspecto prático da vida, avalie, nas próximas semanas ou meses, o que conquistou e onde chegou. Comece pensando onde você gostaria de estar e o que gostaria de conquistar até, digamos, daqui a dois anos, e depois. Pode ser que tenha a ver com o progresso de sua carreira ou com a vida familiar. Você talvez queira fazer planos e começar a colocá-los em prática. Por outro lado, essa avaliação pode ser muito útil para ajudá-la a perceber que a vida de fato é muito boa exatamente como está. Muitas vezes, a ambição das outras pessoas ou as matérias que vemos na mídia sobre as celebridades riquíssimas podem nos tornar insatisfeitos com o que possuímos, quando o que temos de fato é bom por si só. Uma aparência fabulosa e riquezas não nos fazem felizes, a felicidade é uma atitude, um olhar para a vida que vê o que é bom ao nosso redor e entende o lado ruim, o que nos ajuda a apreciar as incontáveis bênçãos e o que nos traz conforto, vitalidade e paixão, a alegria na vida. Assuma o controle de sua vida e de sua atitude para com ela. Isso ampliará a sexualidade e sua capacidade orgástica!

Construa autoestima e confiança altas

- Reveja regularmente sua situação. Se você sente que está aprisionada ou tem pouco controle da situação, pense em como pode começar a ser dona do seu caminho e melhorar. Mesmo que não consiga mudar certas circunstâncias, pode encontrar formas de melhorar sua qualidade de vida, mudando de atitude ou procurando e organizando uma melhor rede de contatos de suporte ou de apoio.
- Tente melhorar o equilíbrio entre as influências negativas e o que realça a vida.
- Não seja uma vítima. Lembre-se de que tem um poder pessoal enorme.
- Veja as coisas ao seu redor e fique satisfeita com isso. Para ser feliz você tem que se sentir feliz e considerar suas bênçãos. Essa é uma excelente forma de aumentar sua autoestima imediatamente.
- Elabore uma lista de atividades para hoje, esta semana, o final do mês e do ano como uma forma útil de concentrar-se. À medida que for riscando o que foi realizado ou que progride em um objetivo de longo prazo, a satisfação será imensa.

Não se torture se não fizer tudo das listas de médio prazo. Coloque as tarefas não realizadas em novas listas e priorize-as. A conclusão é precedida de objetivo, foco, perseverança, e o processo, do início ao fim, proporciona bem-estar e aumenta sua autoestima.

- Avalie as pessoas e os lugares com quem e nos quais se sente segura e passe algum tempo com eles sempre que possível. Esses refúgios nos ajudam a equilibrar os desafios da vida, a nos sentir amáveis, e ainda promovem a felicidade.
- Seja interessada em você mesma — a forma como se desenvolveu e por quê, e pelo tipo de pessoa que você é. Todos temos muitas faces e estar ciente dessa complexidade sem negar os elementos menos prazerosos ajuda a nos aceitar apesar dos defeitos, e possibilita que cresçamos em sabedoria e bondade. Com certeza, você não é perfeita, mas, ei, você está se saindo bem! Não importa o que tenha acontecido no passado e como tenha se comportado com os outros, ou eles com você, agora você está concentrada em viver bem, integrando os diversos elementos de

sua personalidade, valorizando-se completamente e dando valor àqueles que ama também.

- Todos sentimos uma mistura de emoções — algumas positivas, como o amor, a bondade, a generosidade, o humor e a tolerância; e outras negativas, como a aversão, o ciúme, a amargura, a vergonha e o rancor. Tentar esconder as negativas ou fingir que elas não existem coloca-nos em uma situação de negação que enfraquecerá a autoestima e a confiança, porque significa estarmos vivendo uma mentira. Sentir-se uma pessoa abominável não ajuda, só leva à depressão. É melhor reconhecer que, como todos os outros, às vezes, você tem maus sentimentos e pensamentos, mas lembre-se de que é livre para escolher não ficar com eles.
- Abandone sua bagagem negativa. Não tem de levar essa carga com você!
- Brinque, ria e perceba o que é divertido e o que é absurdo no dia a dia.

Lembre-se de que, quando faz amor, sozinha ou com o parceiro, quanto melhor se sentir, melhor e mais orgástico o ato sexual será.

Capítulo 3

Como atingir o orgasmo sozinha

É libertador saber que não se depende de um parceiro para se sentir atraente e sensual e que, sempre que quiser, você pode se dar prazer até atingir o clímax. Da mesma forma, é bom, saber que, se conhecemos bem nosso corpo, o que nos excita e nos torna orgásticas, então o sexo com o parceiro só tende a melhorar.

O que me entristece é o fato de algumas mulheres pensarem ser errado desfrutar de sua sexualidade sozinhas. É absolutamente natural curtir nosso corpo, e não vejo razão alguma para não apreciar o prazer que podemos nos dar sozinhas. Logo, siga em frente. Você não tem nada a perder aprendendo a se dar um orgasmo, só a ganhar.

Escolha um bom lugar

Onde você precisa estar para dar-se prazer sexual e atingir o orgasmo? Em um lugar em que fique sozinha e não tenha medo de ser interrompida. Sua casa é a melhor escolha até que seja experiente e esteja confiante de que atingirá o orgasmo, pois é essencial estar em um lugar onde possa relaxar totalmente. Quando souber exatamente como o orgasmo funciona e puder facilmente colocar as preferências de carícias em prática, um elemento de excitação pode ser usado para desencadeá-lo, mas isso ainda acontecerá. Por enquanto, escolha um lugar em que se sinta fisicamente confortável e esteja certa de que ninguém a atrapalhará. Se possível, algum lugar em que possa trancar a porta. Melhor ainda, escolha um momento em que esteja completamente sozinha em casa e possa com segurança prever o isolamento por pelo menos meia hora.

Vejamos os locais possíveis:

- **O quarto** — Há muitas vantagens em escolher o quarto: uma cama confortável em que você pode mover-se o tanto quanto desejar, sem superfícies duras ou quinas que possam machucá-la; uma sensação de liberdade para fazer o que quiser e, sabendo que, mesmo que não tenha trancado a porta, normalmente o quarto é um lugar privado e ninguém entrará sem bater se a porta estiver fechada.
- **O banheiro** — Há várias vantagens. Em primeiro lugar, é provável que você possa trancar a porta, e então ficar segura de que ninguém entrará de súbito.

Estimular-se em uma banheira de água quente relaxa, e algumas mulheres acham que a sensação da água, especialmente se estiver agradavelmente aromatizada, é sensual e pode levar à excitação. Não há dúvidas de que uma banheira quente é um lugar excelente para se masturbar. Mas há várias desvantagens com relação ao orgasmo: banheiras costumam ser muito duras, logo, mover-se nelas não é muito confortável; a maioria das banheiras não é grande o suficiente para literalmente esticarmos as pernas; e, em geral, pode esquentar muito e ficar desconfortável. Embora um pouco de calor seja orgástico, muito calor deixa de ser. Novamente, ao se assegurar de que é orgástica, pode achar que chegará ao clímax em uma banheira, e tudo bem, mas até mesmo as mulheres mais experientes costumam usar uma banheira de água quente para começar a autoestimulação e um outro lugar finalizá-lo.

Outra possibilidade de muito potencial erótico e orgástico é, na banheira ou no chuveiro, direcionar o chuveirinho de forma que a água quente escorra para o clitóris. (Entretanto, atente para não direcionar a água diretamente para vulva, pois sabe-se que, assim, a água pode entrar na uretra e causar infecção).

- **A sala** — O conforto de um sofá, em que possa relaxar e se esticar, teoricamente é bom. E um tapete em frente a uma lareira, embora um pouco clichê para o sexo a dois, pode ser um bom lugar também para a autoestimulação, desde que seja macio o suficiente para protegê-la do chão duro. Porém, mais uma vez, há uma desvantagem: eu e muitas mulheres com quem conversei concordam que a sala é um lugar público, incômodo para um passatempo tão privado e pessoal, mesmo que não haja mais ninguém em casa. Mesmo as mulheres com quem conversei que normalmente escolhiam esse cômodo concordaram que essa não é a melhor ideia para a primeira experiência orgásmica.

Logo, se é a primeira vez que você tenta atingir o orgasmo ou se está renovando a habilidade de ser facilmente orgástica quando desejar, recomendo que escolha o quarto e a cama.

Se você acha que esse assunto é óbvio, pule as seções até chegar àquelas que possam ser importantes para se tornar orgástica. O orgasmo é uma reação tão primorosamente ajustada a cada uma de nós que o menor desajuste pode nos impedir de tê-lo. Por outro lado, encontrar o bloqueio e garantir que ele não a impedirá novamente pode abrir o caminho para o que muitas consideram uma das sensações mais magníficas que podemos ter. Portanto, vale a pena pensar com cuidado em tudo o que possa torná-la mais fácil.

Prepare o espírito

O ambiente deve ser aquele em que você possa relaxar facilmente. Você é capaz de sentir-se contente apenas por estar lá e estar bem em relação a você também. São esses os melhores pontos de partida para se tornar orgástica. Então, tenha certeza de que o lugar é convidativo e de que gosta de seu aspecto. Por maior que seja o espaço, faça dele um lugar de inspiração e relaxamento, e os orgasmos ocorrerão mais facilmente. Além disso, como todo orgasmo é, de certa forma, um luxo que nos proporcionamos, um ambiente que adoramos acentua essa sensação e aumenta a sensualidade e a excitação.

Se você gosta de tomar uma taça de vinho e sabe que isso a faz sentir sensual ou menos inibida, sem dúvida alguma, tome. Uma música de que goste também pode ajudá-la a entrar no espírito do prazer sexual, e velas aromatizadas ou seu perfume favorito contribuem para a atmosfera erótica.

Fantasias também podem ser muito eróticas. (Veja Complemente a excitação com fantasia na pág. 85)

Uma forma fácil de se dar o orgasmo

Esta é a técnica infalível para abrir o caminho para ser orgástica. Funciona mesmo que você não tenha nenhum desejo físico inicial para o sexo. Assim, se por acaso estiver passando por uma fase de alteração hormonal ou de estresse, e o desejo por prazer sexual a abandonou, ativará rapidamente seu interesse e a colocará no caminho da excitação para um clímax maravilhoso.

Assim que tiver praticado a técnica e estiver completamente à vontade com ela, experimente outras formas se desejar. É divertido descobrir o que funciona melhor e personalizar suas formas favoritas para se dar o orgasmo.

Se você já leu a seção sobre ser orgástica em um relacionamento, pode se surpreender com meu conselho de que, para o primeiro e os futuros orgasmos sozinha, você deve ir direto para o toque genital, o que é oposto ao que aconselho para ser orgástica com o parceiro. Quando duas pessoas fazem amor, costuma ser mais sexy, e os resultados são melhores para a mulher quando ambos vão se excitando por meio de outras zonas erógenas como explico em detalhes. Com o parceiro, o toque genital no início do ato sexual não funciona tão bem porque as mulheres gostam, e normalmente precisam, de ser seduzidas ou ter a intimidade reafirmada antes da penetração, e isso leva um tempo.

Mas, quando está se autoestimulando, a questão é diferente, pois não precisa ser induzida e/ou estar relaxada por já ter naturalmente familiaridade e intimidade com você. Acima de tudo, você decidiu se dar o prazer do orgasmo e o caminho mais fácil para ficar sexualmente excitada, quando sozinha, é imediatamente estimular o clitóris de forma suave e as áreas vizinhas.

Qual a melhor posição?

No começo — e até que domine ser orgástica —, eu recomendo deitar-se de barriga para cima com a cabeça em um travesseiro macio. Suas pernas devem ficar ligeiramente abertas e esticadas ou com os joelhos um pouco dobrados e os pés apoiados na cama. Nessa posição, você está perfeitamente estável, então não tem de pensar em nada além de tocar e sentir, e pode facilmente balançar-se, girar o quadril e arquear suas costas.

Se, tal qual algumas mulheres, se sentir pouco à vontade de ficar, como uma de minhas clientes disse, "muito escancarada", experimente deitar de lado ou sentar em uma cadeira confortável, em que possa escorregar as nádegas para a frente quando quiser arquear o quadril contra a mão. Será muito útil se a cadeira tiver um encosto firme para você se apoiar.

Se você não estiver certa daquilo que mais a agrada, outra boa opção é uma combinação de elementos de duas ou mais dessas sugestões. Por exemplo, você pode começar sentando-se na beira da cama com os pés apoiados no chão; depois, mova-se para a cama diretamente e deite-se de lado e então, à medida que a excitação for crescendo, vire-se e fique de costas. Com a prática, logo encontrará a posição, ou as várias posições, que funciona melhor.

A técnica do toque

Sua própria mão é simplesmente a melhor forma possível de fazer amor sozinha. Ao acariciar-se com o toque direto e imediato da mão, terá a percepção de tudo que está fazendo e, ao mesmo tempo, sentirá todos os lugares que estiver tocando, como o clitóris e o ponto V, e as terminações nervosas dali farão um tipo de diálogo com as das pontas dos dedos. Mais tarde, usar vibradores e outros brinquedos sexuais poderá ser divertido e aumentará seu portfólio de prazeres. Por ora, enquanto aprende seu jeito de experimentar o prazer durante a masturbação, o uso das mãos é de longe a melhor forma. O contato direto é totalmente natural, ultrassensível, dá o melhor resultado e, na minha opinião, os melhores orgasmos.

A primeira vez em que tentar esta técnica, recomendo que não use fantasias, para que possa concentrar-se na sensação do toque no clitóris e na área da vulva, deixando que essa sensação se intensifique progressivamente da forma mais natural.

1º passo: Aplique uma boa quantidade de lubrificante por toda a vulva, começando pelo clitóris e no seu entorno, incluindo os lábios e espalhando bem para baixo ao redor da abertura vaginal. Deve ficar bem escorregadia para não haver a possibilidade de irritação por atrito.

2º passo: Antes mesmo de começar a usar as mãos, você deveria experimentar em outras partes do corpo o que a boca, a língua e os lábios úmidos sentem quando tocam, beijam e acariciam a pele, pressionando, acarinhando e lambendo. A sensação e o gosto são bons, não são? As sensações de que mais gostar serão as que desejará reproduzir quando usar os dedos.

3º passo: Use a mão com que se sente mais hábil, provavelmente a mão direita, se você for destra. Mais tarde, pode ser interessante usar a outra mão, ou todos os dedos, para sentir como se estivesse sendo tocada por outra pessoa. Por enquanto, vamos nos concentrar em uma das mãos e dois dedos, já que quer saber como toda a área reage aos dedos e como as pontas deles reagem ao tocá-la.

4º passo: Agora pratique seu toque, mas não na genitália por enquanto. Coloque a ponta do indicador nas costas da outra mão e mantenha-o nesse mesmo lugar (isto é, sem esfregar a pele de um lado para outro), mexendo suavemente a pele sobre os tecidos debaixo. A pele das costas da mão ou a parte embaixo dos pulsos é bastante maleável, e você provavelmente vai descobrir que pode mover a pele nesse sentido sem mover o tecido que há por baixo. Em outras áreas, como mais acima, no braço, descobrirá que o mesmo movimento desloca junto a carne que está sob a pele. Chegue o mais próximo possível da sensação que a boca provocou e lembre-se de como é também em relação às pontas dos dedos, de forma que possa então passar para a vulva e imaginar que as sensações não estão sendo originadas pela ponta dos dedos e sim por alguém que está fazendo sexo oral em você.

O que você prefere? As sensações que identifica como originárias das pontas dos dedos ou as sensações de quando esquece que suas mãos são as responsáveis e imagina que venham pela boca de alguém? Ambas são inquestionavelmente ótimas. Escolha a que prefere ou, como muitas mulheres, alterne entre uma e outra.

Experimente pressionar a pele de diferentes formas. O que é melhor? Muito leve ou levemente firme? Talvez, às vezes, muito mais firme? Alterne a pressão e o ritmo. Utilize essa forma de toque de maneira diferente, em diversas regiões do corpo. É delicioso em quase todos os lugares. Quais são as regiões preferidas? As têmporas, talvez? Os braços? Ou talvez seus pés? É curioso como a maioria das massagens comuns é feita nas costas, nos pés, na cabeça e no pescoço. Logo, para muitas pessoas, essas são as mais sensíveis zonas não genitais.

Quando descobrir os lugares mais sensuais, toda a pele ficará alerta, esperando e desejando atenção.

Essa prática de familiarizar-se com as zonas prazerosas do seu corpo, que podem ser toda a pele do corpo ou uns poucos lugares de que goste mais, a tornará em pouco tempo uma perita no toque de todo o corpo e em seu toque orgástico também.

5º passo: Usando as pontas do indicador e do polegar, sinta seu clitóris, passando pelo capuz, acariciando ou pressionando suavemente, movendo a pele abaixo em pequenos círculos. Nunca esfregue o clitóris porque, mesmo protegido pelo capuz, ele é ultrassensível e responde melhor dos mais gentis sussurros do toque à pressão mais firme (mas ainda suave). Esfregar, além de não ser tão bom, ainda pode causar desconforto e estragar todo o resto. O pequeno capuz, mesmo sendo muito mais resistente do que os tecidos do clitóris, que ele protege, precisa ser tratado delicadamente.

6º passo: Memorize a sensação de seu toque. Como reage a cada tipo de toque: à pressão, ao movimento circular ou à carícia? Qual é a sensação nas pontas dos dedos?

No começo, até que a sensibilidade aumente por causa do crescimento de fluxo sanguíneo que irriga o clitóris e a região vizinha, a maioria das mulheres acha que os receptores sensitivos respondem melhor a um toque de pressão rítmica, combinado ou alternado com pequenos movimentos circulares feito pela ponta dos dedos.

7º passo: Tocando-se dessa forma que praticou, sinta seu clitóris passando pelo capuz, ou seja, um pouco acima dele. Então, suba outra vez, concentrando-se na glande do clitóris, localizada entre ele e o início da vulva. Agora explore o osso pubiano ainda pressionando de forma suave e rítmica.

8º passo: Depois, explore os lábios externos, incluindo a área entre a vulva e a parte de cima de ambas as pernas. Agora, contornando a entrada da vagina, sinta suavemente seu períneo e, em seguida, deslize a mão por baixo e ao redor das nádegas. Note que, quando massageadas com suavidade, elas podem ser uma zona surpreendentemente erógena.

9º passo: Agora leve as pontas dos dedos novamente para a vulva e volte ao clitóris, subindo pelos pequenos lábios.

Experimente tocá-lo de forma direta agora. Se achar estimulante, veja se está bem lubrificada (se não estiver, coloque mais lubrificante) e pressione ou acaricie esse ponto sensível, de forma suave, carinhosa, firme ou alternando, da maneira que preferir.

Se, como muitas mulheres, você acha o toque direto no clitóris muito intenso, volte para o conforto e o aproveitamento da área menos sensível, porém mais sensual, o capuz, tocando acima dele e a seu redor. Há quem compare a parte exposta do clitóris à glande do pênis. Nos homens circuncidados, a glande perde a intensa sensibilidade natural, mas, quando está protegida pelo prepúcio, como o clitóris é protegido pelo capuz, normalmente, fica sensível demais para uma estimulação manual direta e intensa. Cobrir essa região com o prepúcio causa sensações muito mais eróticas e suportáveis. Entretanto, o toque oral direto é excelente, tanto para a glande quanto para o clitóris, mas como não conseguimos fazê-lo sozinhas, trato do assunto no Capítulo 5.

10º passo: Fique atenta à como a ação pulsante e firme dos dedos é transmitida a cada centímetro em torno e acima do clitóris. Continue movimentando seus dedos ao redor da vulva e do monte de Vênus, o colchão de carne sobre o osso pubiano (veja a ilustração na pág. 6), mas sempre dispense mais tempo sobre a cabeça do clitóris e sobre a glande, no pequeno sulco entre o clitóris e seu osso pubiano.

11º passo: Experimente usar os movimentos circulares e pulsantes das pontas dos dedos em diversas velocidades. Tente pressionar e girar em intervalos de cerca de um segundo por algum tempo, então, aumente a velocidade, mantendo o ritmo constante, mas sem pressa. Você não está em uma corrida, a intenção não é apenas chegar ao fim, mas desfrutar o prazer da experiência como um todo.

Vá mais devagar por algum tempo e, em seguida, aumente a velocidade novamente, acompanhando os efeitos que causa nas sensações em torno de toda a vulva. Simplesmente deixe-se levar e descubra o que funciona melhor para você.

12º passo: De vez em quando, pare a estimulação completamente e apenas espere um pouco, calma, mas alerta. Eu percebo que a sensação no clitóris cresce, algumas vezes quase imediatamente; outras, após mais ou menos um minuto. Agora, contraia os músculos, pressionando o músculo pubococcígeo (comumente chamado PC) e balance o corpo, com as coxas unidas, pressionando a vulva e, especialmente, a glande do clitóris contra a ponta de seu polegar. Então, relaxe os músculos e deite-se totalmente parada por cerca de trinta segundos.

13º passo: Balance o corpo um pouco mais e comece delicadamente pulsando as pontas dos dedos outra vez, concentrando-se agora no clitóris, no capuz e em toda a glande do clitóris. Pressione seu pulso contra o monte de Vênus também, no mesmo movimento de sua mão. Nesse momento, o orgasmo ganhará força. Concentre-se nessa área; sinta-a; deixe a energia do orgasmo se desenvolver. Mova o quadril contra sua mão imitando seus movimentos circulares. Pressione, relaxe, pressione, relaxe. Arqueie o corpo durante esses movimentos.

14º passo: Note como agora o toque provoca sensações não apenas onde normalmente ocorrem, mas também em outros lugares. Fique muito atenta às sensações em seu clitóris, em ambos os lados (muitas mulheres contam que as áreas logo à esquerda e um pouco abaixo são os lugares mais prazerosos) e logo acima dele e ao longo da glande. Lembre-se de que o clitóris é muito, muito maior do que apenas a saliência. As terminações nervosas associadas ao clitóris se estendem além dele em todas as direções, e os limites provavelmente ainda serão descobertos. Veja se consegue sentir a excitação que as terminações nervosas estimulam durante o transporte de sangue e oxigênio pelas artérias para essa área, aumentando a intensidade da sensação e desenvolvendo a excitação sexual.

15º passo: É provável que você tenha contraído inconscientemente o músculo PC, que interfere de forma extraordinária em toda essa área, mas também o tenha apertado conscientemente, como se estivesse tentando prender a urina. É como se a vagina fosse direcionada ao clitóris, o que aumenta a estimulação nela e em toda a vulva, em particular diretamente em torno da entrada da vagina.

16º passo: Ao mesmo tempo, contraia os músculos da coxa, pressionando-as juntas contra sua mão. Aperte firmemente os músculos das nádegas também, dos glúteos e ao redor do ânus. Contraindo-se dessa forma em combinação com a estimulação da mão, aumentará em dez vezes as sensações.

17º passo: Não se esqueça de respirar! Pode parecer tolo, mas é tão fácil se deixar levar pelo entusiasmo que se começa a respirar de forma curta e ávida, e isso pode indicar que você não está conseguindo oxigênio bastante para ajudar no orgasmo. Lembre-se de que ele é totalmente ajudado e estimulado pelo aumento de fluxo sanguíneo que leva oxigênio para todos os tecidos. Então, continue respirando profunda e normalmente. Lembre-se de respirar, mesmo no auge da curva de excitação, pois isso pode de fato fazer diferença e ajudá-la a chegar ao orgasmo.

18º passo: Você pode achar que atingirá o orgasmo quase imediatamente ou muito em breve. Mas, muito provavelmente, isso levará mais tempo, e ajudará se depois de, digamos, quinze minutos de estimulação exploratória e preliminar descrita anteriormente, mudar de técnica e usar a parte alta da base da mão. Se estiver usando a mão direita, coloque o lado esquerdo da mão entre as pernas, ao longo da vulva, com o pulso repousando no monte de Vênus, para que a parte alta da mão pressione a glande e o capuz do clitóris e o polegar pressione o restante da vulva, alcançando quase a entrada da vagina. Então, pressione delicadamente com a mão, agitando-a contra seu corpo, mas, novamente, não esfregue, apenas manipule a pele e os tecidos do capuz do clitóris e os lábios internos e externos.

19º passo: Pressione, relaxe, pressione e agite de um lado para outro. Algumas vezes, em vez de pressionar com o lado da mão, como descrito, use o corpo para pressionar a mão.

20º passo: Contraia os músculos descritos no 16º passo. Aperte a mão e prolongue o prazer para cima como se o estivesse puxando para o estômago.

21º passo: Quando puder sentir sensações tão intensas no clitóris e em torno dele que pareça que a progressão chegou no seu auge, continue mantendo o ritmo firme e rápido, arqueando as costas a cada pressão do pulso, entrando no clímax que se desenvolve. Não prenda a respiração na excitação, lembre-se de continuar respirando. O oxigênio circulará para os nervos e músculos e irá possibilitar o orgasmo.

Quando o orgasmo vier, permita-o. Simplesmente vá com ele. Seu corpo reagirá do jeito dele. Mantenha o corpo pressionado contra o pulso, mas pare todas as outras ações e prepare-se para o prazer.

Se você não gozar dessa vez, não prossiga por muito tempo. Desfrute do exercício em si e, após de cerca de trinta minutos no máximo, pare. A intensidade de qualquer prazer diminui depois de um tempo. Por isso, ao controlá-lo, voltará para o exercício, na próxima vez, ansiosa pelo novo prazer de uma nova sessão, o que também pode ser de grande ajuda para estimular a mente e o corpo a aprender rapidamente a atingir a curva de excitação e chegar ao orgasmo no tempo determinado.

Pratique, pratique, pratique

É curioso como, mesmo querendo aprender, aprimorar ou apenas manter uma habilidade, e embora gostemos ou desfrutemos dela, após começarmos, muitas vezes não dedicamos o tempo necessário para a prática e podemos até chegar a perder oportunidades espontâneas. Estimular-se ao longo da curva de excitação até ultrapassar o ápice para a sensação mais intensa de todas pode ocorrer naturalmente para algumas mulheres, mas, para a maioria, é algo a ser aprendido. É claro que só melhoramos quando praticamos, mas, ainda assim, muitas vezes ficamos ressentidas se não praticamos e continuamos inábeis.

Tudo que posso te dizer, se quiser realmente controlar o orgasmo, é que terá de reconhecer que, no fundo, estamos falando de repetição. Trata-se de praticar o método básico muitas vezes, todos os dias se puder, ou pelo menos duas vezes por semana e aproveitar. Se após algumas semanas não tiver atingido o orgasmo, depende de você ler o restante do livro para descobrir e eliminar qualquer causa que a esteja impedindo ou frustrando sua busca.

Se empreendida com entusiasmo, essa viagem de autodescoberta revolucionará sua sexualidade e sua sensualidade e a fará se sentir no topo do mundo, física e emocionalmente. Você não tem de atingir o orgasmo para se sentir encantadoramente feminina e sexualmente realizada ou para desfrutar completamente do sexo. Como disse anteriormente, os orgasmos são esplêndidos, mas não são obrigatoriamente essenciais para um sexo e uma vitalidade excelentes. Com certeza, eles são fantásticos, prazerosos, satisfatórios, mas toda a curva de excitação e o sentimento geral de bem-estar e felicidade da sexualidade e sensualidade também são assim.

A prática é a chave para os orgasmos, mas lembre-se de que o prazer que ela lhe dará também é válido e muito bom simplesmente por si só.

Quanto tempo levará até que eu comece a ter orgasmos?

Assim como muitas habilidades e técnicas, a menos que haja algum fator afetando sua capacidade orgástica (examinaremos algumas possibilidades mais adiante neste livro), o progresso dependerá, em maior parte, da frequência da prática, da libido natural individual e da sensibilidade no momento. Por exemplo, se você é uma jovem que se sente sensual e está muita receptiva ao prazer sexual, mas ainda não pegou o jeito para atingir a extrema excitação do orgasmo, podem ser necessárias apenas uma ou algumas sessões para descobri-lo e algumas sessões a mais para aumentar a facilidade e a confiança. No caso de estar passando por uma mudança hormonal, se acabou de dar à luz, ou não tem se dado prazer sexual há alguns meses ou mais, muito mais sessões práticas podem ser necessárias para fazer com que as reações voltem a ter vitalidade plena. Em média, pode levar cerca de doze a quinze sessões práticas para desenvolver a sensualidade genética e aprender a permitir que ela a conduza pela curva de excitação até o orgasmo.

O que acontece se eu não tiver tido um orgasmo até então?

Leia uma seção deste livro que ainda não tenha lido, teste as ideias e siga minhas sugestões para eliminar qualquer obstáculo que a esteja impedindo de atingir o clímax. Além da leitura do Capítulo 7, que trata da questão da saúde e do bem-estar, recomendo procurar um médico para um exame completo e descartar qualquer doença ou condição que possa estar afetando a resposta sexual. Se estiver tomando um medicamento que cause algum efeito, discuta com o profissional como essa questão pode ser resolvida. Se tudo estiver bem fisicamente, você pode considerar a ajuda de um terapeuta sexual.

Terapia da distração

Se após algumas sessões práticas das técnicas básicas você achar que não atingiu o clímax ou o orgasmo foi decepcionante, a situação poderá mudar caso se autoestimule sem se concentrar nas sensações, mas em algo totalmente diferente.

Seguem aqui apenas sugestões:

- Se tiver dúvidas quanto à sua capacidade de gozar ou se desejar um clímax mais intenso do que o que tem experimentado, pressione suavemente a vulva com uma das mãos enquanto lê um livro ou assiste à TV — deve ser algo que a distraia totalmente, então a sensação do toque da mão não deve atrapalhar sua concentração.
- Pare de ler (ou o que estiver fazendo) e concentre-se totalmente no toque da mão e no quanto se sente relaxada e bem.
- Acaricie seu braços, suas nádegas, as têmporas, os lados do pescoço, todas as regiões que quiser, sentindo cada parte do corpo antecipar e responder ao toque.
- Leve a mão para a técnica básica de pressioná-la contra a vulva. Dessa vez, concentre-se completamente, aumentando o ritmo e a pressão, e comece a mexer o quadril fazendo movimentos circulares contra a mão.
- Ao mesmo tempo, pense em uma fantasia favorita e deixe que mente e corpo a levem até a curva de excitação,

até o ponto em que desejar, atingindo o orgasmo ou, se ele não acontecer, simplesmente desfrutando do prazer.

- Relaxe e volte para o livro ou para outro passatempo, satisfeita e contente consigo.

É maravilho perceber que o prazer do corpo é natural, agradável e uma parte da capacidade para o prazer geral. E, como a autoestimulação durante a leitura de um livro ou enquanto se assiste à TV desenvolve a excitação inconscientemente, a mudança para a consciência do prazer que está tendo tem um impacto imenso, levando-a muitas vezes direto para o ápice da curva de excitação.

Em resumo: como ter um orgasmo sozinha

- Escolha um lugar confortável e íntimo, onde não seja interrompida.
- Prepare o ambiente com baixa iluminação, velas aromatizadas e música que a façam se sentir sensual e relaxada.
- Tire suas roupas.
- Acomode-se em uma posição em que esteja bem apoiada e possa tocar facilmente a vulva.
- Não se esqueça do lubrificante!
- Durante os passos seguintes, preste atenção às diferentes sensações relacionadas a cada lugar em que estiver tocando e o tipo de toque que está fazendo. Qual é o melhor? Quais são seus favoritos?
- Agora, siga o 4º passo, da pág. 59 em diante, lendo-o enquanto pratica, para não perder nenhuma fase ou sugestão. Se achar difícil ler e manter o foco no toque e nas sensações ao mesmo tempo, leia um passo e ponha o livro de lado enquanto o pratica, então, leia o próximo passo, assim por diante. Essas pausas podem ser eróticas, uma vez que adiam a satisfação de maneira provocante.

Capítulo 4

Uma vez que tenha começado — Variações sobre o tema

Como a maioria das novas habilidades, é melhor começar por etapas para tornar-se orgástica. Você aprende o método básico e, em seguida, pratica. Depois, aprende a outra fase e pratica, e assim por diante, até que o conhecimento e as habilidades se ampliem e se expandam.

Lembro-me de quando aprendi a esquiar há alguns anos. No começo, achava muito desafiador, pois não conseguia aprender naturalmente. Enquanto uma ou duas pessoas deixavam nosso grupo de iniciantes em poucas horas e iam para o avançado, eu passei por várias sessões e, na maior parte do tempo, pensava: "Nunca serei capaz de fazer isso." Mas, no sexto dia, minha perseverança me levou à promoção para o estágio da pista verde, um nível acima do elementar, mas, ainda assim, demais para iniciantes. Não que eu já estivesse exibindo qualquer talento, mas já conseguia descer do topo da rampa até embaixo seguramente e me divertindo muito. No último dia da minha viagem, as pistas verdes de repente me pareciam muito fáceis. No ano seguinte, prometi a mim mesma que ficaria nas pistas verdes durante toda a semana, curtindo minhas novas proezas. Mas, nas duas horas do primeiro dia, elas me pareceram fáceis demais e fiquei ansiosa para subir um nível. Ou seja, outro desafio, mais aulas, mais prática, e no final da semana havia progredido da azul para a vermelha e era, naquele momento, uma esquiadora intermediária.

Você experimentará etapas e fases de aprendizagem parecidas à medida que for praticando ser orgástica. Tudo o que você deseja no começo é ter um orgasmo. Depois, quer provar para si mesma que pode tê-lo novamente. E o próximo desafio será atingir o orgasmo facilmente, sempre que desejar. Assim que o método básico estiver sob seu controle, vai procurar por variações, ansiosa para tentar outras formas, outras velocidades e para tornar-se mais realizada.

Você poderá achar que algumas etapas ou formas são mais fáceis, e outras, mais difíceis. Lembre-se de que o que acha impossível um dia, com muita persistência e prática, poderá tornar-se fácil em poucas tentativas.

Assim, logo que conseguir atingir o orgasmo deitada, experimente a autoestimulação em outra posição. Quem sabe deitada de lado ou sentada em uma cadeira, para começar. A regra geral a seguir, como no método básico, é, se não atingir o clímax em mais ou menos trinta minutos, pense "foi excelente de qualquer forma", e pare por aí, ou, se estiver muito excitada, volte para a posição inicial deitada de costas, agora bem conhecida, e ceda ao desejo. Nas próximas vezes que se autoestimular, pratique na nova posição. Se, depois de algumas vezes não funcionar, tudo bem, siga em frente com outra posição e somente volte àquela vez ou outra, como preliminar.

Mesmo que não tenha nenhum problema específico que a leve a consultar outras seções deste livro, dê uma olhada assim mesmo, pois pode haver alguma área relativa aos diversos elementos que afetam a sexualidade a ser aprimorada.

À medida que for desenvolvendo sua sexualidade, fazer sexo sozinha parecerá cada vez mais natural. Sentir-se sensual é como aprender uma outra língua que, inesperadamente, se torna natural. Na prática, ser orgástica é um tipo de linguagem, uma comunicação interativa dos nervos, dos hormônios, dos músculos, da mente e do conhecimento próprio. Pratique e se tornará fluente. Desenvolva a linguagem e melhorará a comunicação entre todas as diversas facetas de ser orgástica e desfrutará disso mais e mais.

Com certeza, você poderá concluir que o método básico é seu favorito incondicional e que está feliz em concentrar-se nele para sempre. Muitas mulheres fazem isso, mas o autoconhecimento que conquistou explorando as diferentes possibilidades para o orgasmo enriquecerá seu aproveitamento da técnica mais simples e, algumas vezes, só de pensar em uma das formas experimentadas, acrescentará mais excitação do que o fato de experimentá-las.

O ponto G e o ponto V

Ouvimos falar muito sobre o ponto G e, embora, pessoalmente, eu ache que ele é um pouquinho superestimado, muitas mulheres consideram a estimulação desse ponto muito erótica e orgástica, então, de qualquer forma, experimente. Você encontrará seu ponto G na parede superior da vagina, cerca de três a cinco centímetros da entrada. É mais fácil alcançá-lo com o dedo indicador. Massageie-o suavemente e veja se gosta da sensação. Se você gostar, pode tentar usar uma dedeira, conhecida como estimulador de clitóris (veja Recursos úteis na pág. 253), que dá às pontas dos dedos uma superfície ondular para obter um efeito extra. Como sempre, lembre-se de usar bastante lubrificante. Você descobrirá que estimular o ponto G manualmente, sozinha ou com um consolo, ou se o parceiro estimular com o dedo ou naturalmente durante a relação sexual (ver Capítulo 5) acrescenta um poder extra ao orgasmo.

Eu gostaria apenas de acrescentar que você não deve se sentir incapaz se não encontrar uma área sensível na região do ponto G ou se o que encontrar não for significativo.

Algumas mulheres ficam excitadas ao manipular essa área, algumas não necessariamente, ou mesmo de forma alguma; e outras não têm sensibilidade aí. É bom lembrar que todas somos diferentes.

No entanto, há um lugar muito mais útil, a que recomendo dar atenção durante todo o tempo em que estiver se autoestimulando. Eu o chamei de ponto V. Esse ponto localiza-se onde o monte de Vênus encontra o osso pubiano e a parte de cima da glande do clitóris e é um lugar prazeroso, muito mais excitante e acessível, porém, os especialistas em sexo raramente o mencionam (veja a ilustração na pág. 6).

Para localizá-lo, ponha a mão na parte mais baixa do abdome de forma que as pontas do indicador e/ou do médio fiquem no lugar onde os lábios externos da vulva começam. Sentirá uma pequena cavidade como se tivesse sido feita exatamente para esse propósito e, quem sabe, talvez tenha sido. O corpo humano é muito benfeito orgasticamente. Gosto de pensar que essa pequena depressão em que a ponta do dedo se acomoda confortavelmente nos foi dada para que pudéssemos, então, a descobrir e apreciar de vez em quando, como outras áreas semelhantes tais como embaixo da laringe onde se encontra a clavícula e os pequenos espaços bem atrás dos lóbulos das orelhas, por exemplo.

Você não irá descansar ao tocar o ponto V, porque, ao fazê-lo, desencadeará ondas de excitação ao longo do clitóris e ao redor da vulva. Esse é um lugar muito especial, que a convida a pressionar e soltar, pressionar e soltar no estilo do método básico de se autoestimular que você está aprendendo nesta seção. Poderá até mesmo despertar a expectativa sexual mais suavemente, simplesmente acariciando todo o monte de Vênus em um ritmo de movimentos para cima em direção a você ou em movimentos circulares. Embora não dito, esse movimento estica suavemente a pele e os tecidos do ponto V com um mágico efeito excitante em todo o clitóris.

Mas o ponto V não é valioso só no começo da excitação. Ele intensifica o prazer em qualquer estágio da curva. Com o pulso localizado onde a parte de cima da perna se encontra com a parte mais baixa do abdome, coloque a mão entre as pernas com a ponta do polegar pressionando o ponto V. Agora mova a mão e o pulso de um lado para o outro ou segure-os firmemente e pressione e/ou balance o quadril contra eles.

Os cientistas dirão que o ponto V é parte do clitóris e com certeza parte de toda a rede de nervos estimuladores da excitação naquela área. Eu também sempre pensei que, junto do monte de Vênus, ele era apenas a área em cima do clitóris que anunciava a presença das secretas zonas prazerosas, mas depois percebi que ele é, na realidade, além de uma imensa fonte de prazer, complemento para elas.

Enquanto o ponto G age durante a relação sexual, o ponto V é um esplêndido recurso de excitação e prazer orgástico, esteja você fazendo sexo sozinha ou com um parceiro.

Orgasmos múltiplos

Lembro-me de que, quando estava na universidade, durante uma aula, um professor falou que os orgasmos múltiplos não existiam e que mulheres que diziam ter mais de um orgasmo estavam simplesmente confundindo as sensações anteriores com as novas. Ele dizia que eu estava fomentando um mito ao falar sobre isso e criando falsas expectativas.

Discordo! Sei, por experiência própria e pelo depoimento de muitas mulheres, que para algumas é totalmente possível ter diversos orgasmos separadamente. Eles podem continuar ininterruptamente, um após o outro, com brevíssimos períodos de recuperação nos intervalos de poucos segundos apenas e até aproximadamente uns poucos minutos.

Acredito que todas as mulheres, até mesmo as que são quase orgásticas, têm conhecimento suficiente para perceber se os orgasmos múltiplos são algo que desejam e se estão prontas para tê-los. Millie, uma mulher muito orgástica com quem conversei um dia desses, me contou que atingia facilmente o clímax, mas apenas uma vez em cada relação sexual, sozinha ou com seu parceiro. Ela disse que esse orgasmo era completo e que desejava desfrutá-lo, deixando os sentimentos de felicidade diminuírem lentamente e que, assim, não teria nenhuma disposição para repeti-los de pronto.

Muitas mulheres concordam com isso, mas também há muitas que têm de fato dois ou mais orgasmos, um após o outro, e muitas outras que, mesmo felizes com um, ficam intrigadas com a ideia de poder ter mais um logo após, e talvez outro, e assim por diante. Na realidade, dependendo do tempo e da energia de que dispõe, o número de orgasmos é por sua conta.

Como atingir o orgasmo novamente

Eis um método simples de determinar se é possível ou não ser multiorgástica. Se estiver pensando "Não, uma vez é tudo que desejo", tudo bem, apenas pule a próxima parte.

1º passo: Depois de atingir o clímax, continue com a mão na posição da técnica básica e deixa-a repousar lá por mais alguns momentos.

2º passo: Continue com o corpo imóvel e comece a contrair o músculo PC suavemente e sinta a excitação residual — sem dúvida haverá alguma.

3º passo: Agora, mexa a parte lateral de sua mão, isto é, o polegar, a palma da mão e o pulso, muito suavemente, pulsando-o suavemente contra a vulva, o capuz, a glande do clitóris e o ponto V. Você sentirá como se uma nova onda de prazer estivesse recomeçando.

4º passo: Pare todos os movimentos durante diversos segundos, para deixar a antecipação se desenvolver.

5º passo: Agora, com a mão no mesmo lugar, mas ainda parada, comece a balançar e circular o quadril como se estivesse em uma aula de dança do ventre, de forma que o quadril seja pressionado ritmicamente contra a mão e o pulso.

6º passo: Depois, use a mão para focar o centro da pressão em diferentes áreas ao longo das zonas de prazer. Desta vez, o que a excita? Seu ponto V, o clitóris em si, a glande do clitóris ou a área em torno da entrada da vagina? A sensação está centrada dentro da vagina? Se estiver, é possível que o ponto G seja a área do corpo mais excitada nesse momento.

7º passo: Continue focando a área que mais responde. Pressione-a com firmeza contra a mão e ao mesmo tempo contraia o músculo PC. Pressione, relaxe, pressione, relaxe, apenas movendo-se contra a mão e, se for o caso, deixe o novo orgasmo acontecer.

Você pode pensar que agora, ou nos próximos meses, à medida que for se tornando mais facilmente orgástica, quase não terá mais de se mexer para esse segundo (ou mais) orgasmo tomar conta de você. O tempo em que o corpo não responde mais ao estímulo sexual pode ser justamente aqueles segundos necessários para que o orgasmo anterior perca a força e para que ajude a diferenciá-los.

Acredito que esse momento já seja mais avançado, mas às vezes estamos prontas para uma nova etapa de uma habilidade antes do que poderíamos estar segundo os livros sobre o assunto. Deixe-se levar caso você se sinta pronta e caso isso pareça ser uma boa ideia. Por que não?

Introduza outras zonas de prazer

Até aqui, você se concentrou em estimular a vulva e a área do clitóris. Agora que está familiarizada com elas, introduza sensações em outras áreas e veja quais ajudam e intensificam o prazer genital.

Você vai achar seu corpo mais elétrico e, se estiver mesmo, descobrirá que ao mais leve toque de carícia ou qualquer pressão das pontas dos dedos ou das unhas sobre a pele aumentará a curva de excitação e possivelmente desencadeará o orgasmo. Como ocorre com a maioria das mulheres, pode ser que apenas uma ou duas áreas específicas a excitem especialmente. Em geral, os seios são considerados a parte mais sensível e erótica do corpo da mulher depois da área genital, mas para a maioria de nós, ainda que sintamos prazer com carícias ou afagos nos seios, são os mamilos que proporcionam o prazer intenso, que parece ser diretamente ligado ao clitóris e/ou à vagina. Algumas mulheres podem de fato atingir o orgasmo apenas com a estimulação dos mamilos, e muitas outras acham que eles acrescentam muito ao prazer genital, fazendo-as avançar vários níveis na curva de excitação e para algumas levando a desencadear o orgasmo.

Com base na minha própria experiência e na conversa com outras mulheres, sei que o prazer nos mamilos é muito poderoso como preliminar para a excitação, estimulação genital e também durante a excitação para acentuá-la. Então, recomendo que o desfrute regularmente. Comece suavemente e veja o que funciona para você, e apenas deixe fluir.

Complemente a excitação com fantasia

Estou relutante em sugerir o uso de fantasias tão cedo, quando você ainda está se familiarizando com o método básico de autoestimulação. Eu preferiria que você mantivesse o foco somente nas sensações físicas que está produzindo e seguisse atentamente sua curva de excitação, vivendo isso realmente. Mas não há dúvidas de que uma fantasia que você adore pode fazer maravilhas caso fique presa no topo da excitação e pareça impossibilitada de ultrapassar o ápice para o orgasmo. Portanto, não hesite em usar a fantasia depois de passar da primeira sessão, em que precisa concentrar-se nas sensações da técnica básica. Mais tarde, quando já for orgástica com confiança, será uma excelente maneira de acrescentar variedade e excitação. A maioria das mulheres diz que os orgasmos mais intensos envolvem algum tipo de fantasia.

Qualquer coisa que a deixe excitada ou que a tenha excitado anteriormente pode ser usada como fantasia para incrementar o prazer sexual. Uma fantasia que funcione para você pode despertar o desejo, a excitação e/ou o clímax. Você pode usá-la em qualquer fase do processo. Pode ser um sonho ou uma lembrança de uma experiência sexual; não precisa ser extensa, desde que conheça a história ou a cena e o efeito que ela provoca em você. Só pensar em um ou dois dos momentos mais eróticos pode ser o suficiente para provocar uma onda de sensações.

As fantasias podem originar-se de uma imensa variedade de fontes: experiências pessoais, imaginação, sonhos, livros, revistas eróticas e pornográficas. Procure coisas que realmente a excitem ou que a excitavam, guarde-as na memória e garanta que elas estejam prontas para serem usadas sempre que desejar.

Eu tive a mesma fantasia por anos: a história de Bella

Durante anos, a fantasia que sempre me excitou foi uma que me surgiu no tempo em que eu era muito jovem. Não sei de onde veio, possivelmente de um filme a que eu tenha assistido, pois era clara como as cenas de um filme e estava muito vívida em minha memória. Quando adolescente, bem antes de ter minhas experiências sexuais reais, sonhava acordada por horas e isso me provocava um tipo de desejo que, embora não satisfeito de verdade, eu adorava.

Só depois dos 20 anos comecei a me masturbar, logo descobri que, se eu usasse essa história, poderia recobrar esse desejo incrível e, com o acréscimo dos novos desejos e da excitação, atingir o orgasmo. Até então, embora tivesse feito sexo com diversos namorados, nunca havia conseguido chegar ao clímax. Sempre gostarei muito dessa fantasia em especial, porque ela me ajudou a descobrir como atingir o orgasmo.

Encontre uma fantasia que seja um estimulante para seu prazer e aproveite para praticá-la, permitindo que ela desencadeie a excitação e o orgasmo. A maioria das mulheres orgásticas tem uma ou duas fantasias na manga.

Use um sonho erótico

Se acordar ainda excitada de um sonho erótico, não deixe que ele se esvaneça. Tenha relações sexuais nesse exato momento, sozinha ou com um parceiro. Use as sensações prolongadas que está sentindo para voltar para o caminho da excitação. Acrescente a autoestimulação ou o sexo com o parceiro para conduzi-la a um clímax dos sonhos, mas muito real.

Um vibrador é uma boa ideia?

Um vibrador é uma excelente ideia, mas recomendo que você aprenda primeiro a atingir um orgasmo com sua mão e, se estiver se relacionando com alguém, deixe seu parceiro levá-la ao orgasmo com a mão, com a boca ou com o corpo.

Por que esperar? Bem, um vibrador, se for conveniente (e é provável que seja), muitas vezes pode levá-la muito rapidamente ao clímax porque as sensações que ele produz são fortes e dinâmicas. Não há nada de errado nisso, desde que você saiba o que está fazendo e que seja boa em controlar o ritmo e em excitar-se sozinha de diferentes formas. Nesse caso, conseguirá atingir o orgasmo com ou sem um vibrador, conforme seu desejo. Mas, antes de chegar a essa etapa, um vibrador poderia prejudicar a sensibilidade das curvas de excitação mais sensíveis e delicadas e, como não há nada melhor do que o clímax após uma curva longa, lenta e extremamente sensual, isso seria uma pena.

Se você já praticou a técnica básica do Capítulo 3 várias vezes e ainda não conseguiu chegar ao orgasmo, então pode ser que ache que o uso de um vibrador aumentaria as sensações e a levaria a atingir seu primeiro orgasmo. É compreensível que possa desejar continuar usando um vibrador, e isso é bom, mas eu gostaria que ainda assim praticasse usando apenas a mão, pelo menos de vez em quando, para ajustar melhor a sua reação.

Não importa o quão experiente você seja em termos orgásticos, os vibradores poderão ser úteis para acelerar a curva de excitação quando estiver apressada ou a qualquer momento em que não queira fantasiar e o orgasmo demorar a acontecer. Algumas mulheres adoram, mas outras preferem seu próprio toque.

Usando um vibrador: a história de Trudie

Eu tenho três favoritos e uso ocasionalmente. Os três me dão bons orgasmos, variando de leves tremedeiras a espasmos realmente intensos e fortes de prazer. A intensidade depende de diversos fatores: meu humor, o período do mês, talvez até o que eu coma, da mesma forma que qualquer tipo de sexo varia imensamente de ocasião para ocasião. Mas não costumo usar um vibrador toda vez ou com muita frequência. Minha própria mão me permite de longe os melhores orgasmos.

Uma vez que você seja facilmente orgástica, só dependerá realmente de você usar a mão ou um vibrador.

Usando um vibrador ou um consolo

O truque para ter maior sucesso com um vibrador ou um consolo é pensar nele não como um substituto do pênis, mas como outra mão cuja delicada vibração pode excitar todas as terminações nervosas ao longo da área genital erógena, desde o monte de Vênus até o períneo. Portanto, não o use como um pênis dentro de você, mas como o lado de sua mão pressionando-a. Segure-o próximo a vulva e mova-se contra ele. Siga as sugestões de parar-pausar-recomeçar como na autoestimulação com o toque. Algumas vezes, deite-se imóvel, concentrando-se na vibração ou na sensação do consolo e na reação do corpo. Algumas vezes, pressione contra ele. Outras vezes, mova o quadril exatamente como faz com a mão.

E se eu quiser usá-lo para a penetração?

Poderá seguramente, se encontrar um com que se sinta confortável. Até que saiba do que gosta, é melhor começar com um bem pequeno com a textura de um pênis ereto, bastante rígido e, ao mesmo tempo, levemente macio e úmido. O *rabbit*, que é muito popular entre as mulheres, pode ser uma escolha adequada, já que tem a vantagem de oferecer dupla estimulação: uma de suas proeminências estimula o clitóris ao mesmo tempo em que a outra estimula a vagina e o ponto G. Veja na pág. 208 Mantenha a elasticidade de sua vagina.

Onde entra em jogo o ponto G durante o uso do vibrador ou do consolo?

Se decidir que quer realmente ter prazer no ponto G, um vibrador ou um consolo é o que você deve usar. O ponto G é a área sensível no "telhado" da vagina, cerca de três a cinco centímetros adentro. Quando estimulado, ele pode provocar intenso prazer e desencadear o orgasmo. Ainda não há um consenso se ele é uma zona erógena em si ou parte do complexo do clitóris. Seguramente, vale tentar encontrá-lo para ajudá-la na busca por ser orgástica. Um vibrador ou um consolo curvo também é útil, uma vez que poderá facilmente direcionar a extremidade curva para a parede superior da vagina logo depois da entrada. Você também poderá estimular o ponto G, principalmente com o dedo, como mencionado anteriormente, se tiver um desses estimuladores de borracha para usar no dedo, cuja superfície ondulada pode ser muito eficaz (veja Recursos úteis na pág. 253). Você pode ou não gostar de fazer dessa forma ou da sensação proporcionada por ele. Se você não gostar, não se preocupe, não é absolutamente indispensável e muitas mulheres fazem sexo surpreendentemente orgástico sem penetração.

Lembre-se de que, para qualquer tipo de penetração vaginal, é necessário usar e manter uma lubrificação abundante. Se não quiser a preocupação em reaplicar um lubrificante específico, use um pouco de saliva, mas lembre-se de que ela seca rapidamente, logo precisará umedecer mais frequentemente. Contusões e fissuras na vagina causadas pela pouca lubrificação durante a penetração são dolorosas e podem infectar facilmente. Portanto, nunca é demais tornar a enfatizar o uso de muito lubrificante.

Outros brinquedos eróticos

Os brinquedos eróticos podem ser uma excelente diversão e acrescentar variedade para a excitação e o orgasmo. Muitas mulheres têm um vibrador ou dois para usar sozinhas ou com um parceiro, e há diversos outros tipos de dispositivos e acessórios disponíveis para acrescentar variedade ao prazer. É muito mais uma questão de escolha pessoal. Eu recomendo consultar um catálogo para descobrir se há algo que a agrada.

Da mesma forma, se você gosta ou gostaria de dar uma olhada em algum material pornográfico, descobrirá que ele pode levá-la rapidamente à curva de excitação enquanto o vê ou se pensar nele durante o sexo. Regra geral, a maioria das mulheres prefere pornografia não explícita. Entretanto, lembre-se de que nem os produtos eróticos nem a pornografia são necessários para um fantástico e satisfatório prazer sexual. Suas mãos ou as mãos e o corpo do parceiro foram maravilhosamente planejados para dar prazer, e muitas mulheres extremamente orgásticas não necessitam ou não querem usar nada além disso. Portanto, não se sinta frustrada se preferir não usar.

Capítulo 5

Como atingir o orgasmo com um parceiro

Uma vez que possa confiantemente atingir o orgasmo sozinha e saiba o tipo de estimulação que a excita mais, já está absolutamente pronta para trazer o mesmo prazer para o sexo com um parceiro.

Como disse antes, na seção de autoestimulação, esqueça o sentimento de necessidade imediata de atingir o orgasmo. Essa necessidade não existe. Poderá ter um ou mesmo diversos logo no início de suas sessões de relações sexuais ou poderá levar vários meses até que aconteça. Ambas as situações são boas, desde que você aproveite o processo.

Uma de minhas heroínas, Shakti Gawain, uma vez comparou a vida a um quadro grande, complexo e lindo. "A vida", ela disse, "é um trabalho em progresso." Assim também é a história sexual. Você sempre descobrirá mais sobre sua capacidade para o prazer ao longo das fases e etapas da vida. À medida que você amadurece e seu autoconhecimento se desenvolve, o mesmo acontece com seu prazer e orgasmo. Certamente haverá altos e baixos ao longo do caminho, mas, de modo geral, sua compreensão de si se aprofundará, enriquecendo cada vez mais sua vida e seus relacionamentos com o passar dos anos.

Logo, vá com calma. Não sinta que tem de se apressar. Você está se tornando orgástica, então aproveite a viagem. E quando o momento chegar, e chegará, tenha prazer em ser orgástica.

Lubrificação, lubrificação, lubrificação!

Não posso deixar de ressaltar que, para o sexo orgástico, a vulva precisa estar bem lubrificada. Isso ajuda muito se estiver fazendo amor sozinha, mas com um parceiro é essencial, porque, obviamente, ele não conseguirá saber exatamente como é o toque dele em você; mesmo com as melhores intenções, ele corre o risco de machucá-la com a mão. E, quanto a receber com prazer o pênis dele dentro da vagina, assegure-se de que ele possa deslizar, ou isso a machucará e poderá facilmente causar uma lesão.

Se você for jovem ou ainda está longe da menopausa, é possível que o corpo crie lubrificação natural suficiente, conforme a excitação nas preliminares. Como sempre, quanto mais beijar e acariciar, melhor. Ainda assim, recomendo acrescentar mais lubrificante antes de guiar o pênis para dentro de você — não há como você ter demais. Uma forma simples é a de levar a saliva com a mão para a entrada da vagina e acariciar em volta e dentro dela. Então, pegue mais saliva e use-a para umedecer generosamente o pênis, por toda a glande e ao longo dele. Mais fácil ainda, se gostar de fazer sexo oral, umedeça-o diretamente com a boca.

Mas se você, assim como algumas mulheres em qualquer idade, a maioria na pré ou pós-menopausa, não ficar muito lubrificada mesmo quando altamente excitada, precisará usar um lubrificante específico, como KY ou Ero (veja Recursos úteis na pág. 253), antes e durante a relação sexual. Espalhe o suficiente para fazer com que qualquer toque de seu parceiro, com as mãos ou o com o pênis, seja bastante facilitado para deslizar sobre a pele, proporcionando apenas uma sensação prazerosa, sem atrito. A qualquer momento em que sinta que está ressecando, peça a ele para dar uma pausa para que possa colocar mais, isso leva apenas um instante se mantiver o pote ou tubo de lubrificante por perto.

O lubrificante me tornou orgástica: a história de Kelly

Eu costumava usar saliva para aumentar minha lubrificação, mas nunca durava o bastante, e muitas vezes eu acabava machucada. Tinha muita vergonha de usar lubrificante, e meu primeiro marido nunca sugeriu isso. Fiquei surpresa quando John, meu maravilhoso noivo, trouxe um tubo de KY e pôs sobre a mesinha de cabeceira antes de começarmos a fazer amor pela primeira vez. Ele aplicava um pouco em mim quando estava prestes a me tocar lá embaixo, no meu clitóris e outros lugares. Ele fez disso parte da relação sexual, o que não me deixava sentir que era clínico. Na realidade, era muito erótico. Desde então, é uma parte constante de nossas relações sexuais. Sempre tomamos cuidado para que o pênis dele esteja bem escorregadio antes de me penetrar. Durante o sexo, se estivermos demorando, eu falo: "É melhor colocar um pouco mais de gel", e ele para e logo atende o meu pedido. Ele diz que o fato de eu falar abertamente o excita. Nenhum de nós se sente envergonhado, já que se trata apenas de um processo necessário em nosso ato sexual. Ao olhar para trás, vejo que a falta de lubrificação vaginal foi a principal dificuldade entre mim e meu ex. Eu simplesmente não fico molhada naturalmente como algumas mulheres, então as relações sexuais eram um problema para mim. Eu ficava dolorida ou com medo de me ferir, logo não havia como realmente aproveitar. As sensações agora são simplesmente incríveis porque posso apreciá-las plenamente. Elas me deixam maravilhada.

Portanto, use um lubrificante na próxima vez em que fizer amor. Você pode decidir fazê-lo discretamente ou torná-lo parte do ato sexual. Se ele nunca teve uma parceira que usasse lubrificante e ficar curioso, diga-lhe que, se ele gosta de fazer amor, vai gostar de lubrificante, pois aumenta a sensibilidade de forma surpreendente. Nenhum bom amante terá problema com isso.

Preliminares puramente para o prazer

Adoro essa atenção especial ao que se costumava chamar de carícias e agora é conhecido como preliminares. Como diz Marianne, uma mulher de 50 e poucos anos, as preliminares são certamente tudo, menos enfadonhas. E vou te dizer uma coisa, ela está certa. Elas são a chave para um sexo extraordinariamente orgástico.

Preliminares são tão boas como o sexo: a história de Marianne

Eu atribuo o fato de ser muito orgástica às intermináveis horas em que passei me acariciando quando era adolescente. Embora fosse a supostamente liberal década de 1960, nós, as meninas, estávamos muito conscientes de que não deveríamos engravidar (o que nos era inculcado por nossas preocupadas mães), e nessa época não era tão fácil conseguir pílulas anticoncepcionais. Os meninos também haviam sido doutrinados a acreditar que, se causassem problemas a uma menina, teriam de se casar com ela. Assim, nós, bem, pelo menos a maioria de nós, simplesmente não fazíamos sexo. Em vez disso, tínhamos sessões maravilhosamente românticas de beijos. Era uma forma de arte em si e explorávamos os corpos um do outro. Eu poderia deixar o menino passar a mão nos meus seios, mas isso era o máximo de abertura sexual a que chegávamos. Tive um namorado aos 16 anos, George, novo no grupo e mais experiente do que os outros meninos, que acrescentou algo aos padrões habituais. Quando sentava no colo dele, ele deslizava uma das mãos entre minhas pernas e apenas a pressionava contra mim. Algumas vezes, um tipo de prazer elétrico me atingia em ondas. Eu não sabia que era um orgasmo nem contei a ele sobre isso, só achava maravilhoso. Nunca toquei em seu pênis, isso teria sido ousado demais.

Quando conheci o homem que se tornaria meu primeiro marido, compreendi que aquele era meu primeiro relacionamento sério e meu primeiro amante de verdade. Até que ele conseguisse as pílulas anticoncepcionais para mim, apenas nos acariciávamos, mas fomos muito mais longe do que eu tinha ido antes.

> Nós tirávamos toda a roupa sempre que tínhamos a oportunidade e apenas admirávamos e sentíamos um o corpo do outro. Quando ele me fez atingir o orgasmo com a mão dele, finalmente percebi como era! Assim que comecei a tomar a pílula, fizemos amor de verdade. Foi simples e objetivo, mas absolutamente maravilhoso. Nós nos adorávamos e adorávamos dar prazer um ao outro. Não consigo me lembrar de não ter gozado com ele. Sempre gozei, todas as vezes, até alguns anos mais tarde, ao fazer amor pela última vez, quando estávamos prestes a romper e terrivelmente angustiados. Coisas tolas da juventude — deveríamos ter ficado juntos. O esplêndido ato sexual era uma dádiva tão magnífica que poderíamos ter resolvido as outras diferenças que atravessaram nosso caminho.

Sou totalmente a favor da permissividade sexual e da redução das inibições de hoje. É excelente que a contracepção seja adquirida facilmente e que o padrão antigo — de que tudo bem para os homens dormir com quem quisessem, mas as mulheres não — se tornou no mínimo menos predominante. Mas me preocupa que as carícias tranquilas e prolongadas descritas antes tenham praticamente desaparecido entre pessoas solteiras de todas as idades, especialmente nos encontros casuais. Entre os jovens, particularmente o sexo por uma noite é aceitável e até mesmo esperado. No entanto, o número de mulheres que não atinge o orgasmo é alto. Devemos desfrutar da excitação que se tem no sexo casual, mas, se for muito rápido e sem intimidade, não ajuda a desenvolver um tipo de autoconhecimento de confiança orgástica que as carícias prolongadas ou as preliminares nutrem. E quando um encontro casual evolui para um relacionamento firme, a mulher e também o parceiro têm a expectativa de que ela gozará tão depressa quanto nos excitantes primeiros encontros. Mas muitas pessoas solteiras me contam que o sexo casual é para elas um anticlímax em relação a orgasmos, embora sintam tê-lo.

Acabou muito rápido: a história de Lucy

É rápido demais. Mesmo que esteja apaixonadíssima por alguém, preciso de um tempo para ficar excitada na região genital e definitivamente preciso de mais do que alguns minutos de beijos, um pouco de apalpamento e então dois ou três minutos de sexo. Os homens que conheço não querem perder tempo, eles esperam que você já esteja pronta como eles e, se não gozar com eles, azar o seu.

Se as mulheres concordam com o sexo rápido apenas para parecerem ousadas e normais, essa pode ser a explicação para tantas mulheres nunca atingirem o orgasmo ou para as que frequentemente logo o atingem descobrirem que não conseguem mais tê-los, já que o fator excitante se acomoda na calma de um relacionamento de longo prazo.

Com certeza, nem todos os casais que acabam de se conhecer fazem sexo apressadamente. Muitos começam com carícias lentas, esplêndidas, sensuais e continuam a aproveitar, desenvolvendo uma fabulosa cumplicidade sexual que dura por toda a vida. Mas com o estilo de vida atual e o pensamento errado de que as mulheres "chegam lá" tão rápido quanto os homens, os casais muitas vezes diminuem a frequência com que fazem amor e, cada vez mais, o fazem superficialmente. Até mesmo as mulheres que eram inicialmente orgásticas podem perder o jeito para isso, e aquelas que nunca foram têm poucas chances de descobri-lo.

Quase não fazíamos amor: a história de Susan

Só fazemos amor quando nos lembramos de que já faz tempo que não fazemos e por isso deveríamos fazer. Sei do que ele gosta, e ele pensa que sabe do que gosto. Portanto, é mais rápido do que antes. Quando

> está prestes a gozar, ele pergunta "Você está pronta?" e eu digo "Sim" e finjo, porque estou cansada e quero dormir. Eu não tenho um orgasmo há meses, e nas últimas poucas vezes em que o fiz ir mais devagar e tentar, não consegui. Acho que perdi a habilidade, e isso me preocupa muito.

O fato é que as mulheres precisam de preliminares, e de muitas. Os terapeutas sexuais sabem disso e usam o que chamam de "foco sensitivo" para fazer os casais se acostumarem com o toque, amarem um ao outro e curtirem a imensa diversidade de prazerosas sensações que as preliminares proporcionam sem nenhum pensamento direcionado ao contato genital direto ou ao orgasmo. Se os casais praticarem muito, como sempre fizemos, e não trapacearem tendo relações sexuais ou sexo genital de qualquer tipo durante muito tempo, até que realmente se conheçam e estabeleçam uma concordância, isso funciona perfeitamente. A mulher descobrirá gradualmente sua capacidade de receber prazer com o parceiro, e quando chegar o momento do toque genital, seja de forma manual, pelo sexo oral ou nas relações sexuais, haverá grandes chances de que ela seja facilmente orgástica.

O problema da terapia e do foco sensitivo é que os casais costumam achar que estão atuando para agradar o terapeuta em vez de fazê-lo para o prazer recíproco. Se você deixou as carícias com o parceiro de lado no passado ou não tem muitas ou nenhuma atualmente, pense nelas como uma introdução prazerosa antes de qualquer forma de contato sexual explícito. Se estiver se relacionando com alguém, faça um acordo com seu parceiro de, pelo menos nos próximos três meses, fazerem o esforço de se acariciarem todos os dias, ou pelo menos na maioria deles. Por mais que estejam ocupados, encontrem tempo e acariciem-se. Conheçam cada parte dos corpos um do outro. Massageiem-se. Façam aqueles movimentos de toque circulares, pressionando, e carícias descritas nas seções de técnica. Concentre-se não na genitália, mas em todos os outros lugares do corpo. Assistam à TV ao mesmo tempo, se gostarem, contanto que continuem se tocando, alternada ou simultaneamente.

Massagem sensual: a história de Kelly

Ter meus pés acariciados, pressionados e massageados é quase orgástico para mim. O prazer é simplesmente glorioso, não consigo descrever o quão bem me sinto. E, sim, esse prazer me faz sentir sexy, não porque tenho de me sentir assim, mas porque o meu corpo fica intensamente vivo, muito atento e incrivelmente sensual. Sinto-me bastante feminina e muito amada pelo meu companheiro, o que significa que fico carinhosa com ele também.

P. S.

Lucy decidiu que não teria mais sexo casual ou rápido com nenhum namorado novo.

Nada mais de sexo rápido: atualização de Lucy

No começo tive de usar de todo o meu poder de asserção (para não mencionar minha força de vontade) para dizer aos parceiros em potencial que não fazia sexo em relacionamentos casuais. Eu me preparava para a perda imediata do interesse em mim ou para a tentativa de me convencer a transar, mas me surpreendi positivamente: apenas um me abandonou e outro disse "Sem essa, você não está falando sério" e tentou me seduzir. Todos os outros com quem tive uma química inicial não só aceitavam o que eu dizia como pareciam ficar contentes. Eu também ficava com uma impressão melhor deles. Havia um prazeroso respeito mútuo que eu nunca tinha experimentado. Tive algumas sessões

> fantásticas de amassos, embora alguns tentassem pôr a mão entre minhas pernas e ir além disso, entendiam quando eu dizia que esse não era o acordo. Dois deles não quiseram levar o relacionamento adiante por outras razões, e eu não quis continuar com um terceiro, mas neste caso não teríamos continuado nem mesmo se tivéssemos ido para a cama, teríamos? Então, conheci Stewart e realmente nos conectamos. Contei a ele a regra de apenas carícias, e ele concordou. Nunca fiquei tão descontraída com um homem. Depois de um tempo, atingi meu primeiro orgasmo — antes, eu só havia fingido. Ele ficou extremamente orgulhoso por ser meu primeiro! Atualmente fazemos sexo o tempo todo, mas sempre começamos pelas carícias. Nunca pensei que poderia ser tão orgástica, mas sou!

Susan também gostou da ideia do programa de carícias. Contou ao marido, e ele não se surpreendeu ao ouvir que ela havia fingido os orgasmos.

O ponto de vista dele sobre os acontecimentos: a história de Oliver

> Na realidade, fiquei aliviado ao saber que Susan fingia chegar ao orgasmo. Eu achava que o sexo tinha se tor-

> nado mecânico para ela e que o clímax era um tipo de reflexo que poderia ser provocado praticamente por qualquer um. Eu me sentia sem importância para ela, e isso doía mais do que eu imaginava. Sim, seria excelente ter de voltar ao tipo de sexo que tínhamos. Susan é a pessoa mais importante no mundo para mim, com certeza acertaremos.

Pouco depois, os orgasmos de Susan começaram a acontecer novamente com as carícias. Desde então, eles só têm o coito depois que ela gozar ou se ela estiver quase gozando, de forma que Oliver segura seu clímax até que Susan tenha o dela. Ela está encantada por eles terem uma excelente vida sexual outra vez e diz que uma grande vantagem é que ela e Oliver se reaproximaram romântica e sexualmente e também se tornaram "uma excelente equipe".

Ah, a intimidade! Um tipo de doação mútua de carinho e amor enquanto se agradam de diversas formas. Isso é muito, muito bom. E vocês têm de ser generosos um com o outro, tanto ao dar quanto ao receber. Seja generosa e receberá de volta cem vezes mais enquanto aprende a ser orgástica sexualmente tão bem quanto sensualmente.

Tornando-se orgástica pelo toque dele

Enquanto estiver aprendendo a ser orgástica com a boca, as mãos ou o pênis de seu parceiro, precisa ficar concentrada nas sensações que ele provoca em você. Portanto, enquanto ele estiver dando prazer a você, não tente dar prazer a ele. Fique deitada e aproveite o que ele está fazendo. Mais tarde, você verá que também é possível gozar enquanto retribui o prazer. Durante esse período de experiência, tente não confundir sua mente. Alternem-se e, a menos que ele seja o tipo de homem que fica feliz em fazer amor com a parceira após ter atingido o clímax, é certo que ele primeiro dará prazer a você.

Honestamente, é possível que a forma menos provável de que você atinja o orgasmo enquanto for iniciante seja apenas com o toque dele, mas essas carícias são tão prazerosas e excitantes que pode ser até que eu esteja errada, e ele a excita de forma tão incrível que você atinja o clímax imediatamente. Se não atingir, não tem problema algum, porque se ele for bom em dar prazer com as mãos, mesmo que você não goze, ficará tão excitada que ele facilmente conseguirá fazê-la vencer o limite com a boca ou na relação sexual, ou você poderá optar por se masturbar por alguns momentos. Portanto, ele precisa ser um especialista na técnica manual e, como os homens não conseguem isso naturalmente, a melhor pessoa para ensinar é você.

Se ainda não tiver certeza do que gosta, leia novamente o Capítulo 3. Em seguida, faça algumas sessões de autoestimulação, prestando atenção ao que é bom, melhor, melhor ainda e orgástico. Observe e lembre-se da quantidade exata de pressão que está fazendo, repetindo-a nas costas da mão (não na palma, pois é muito sensível) para ajudar a fixá-la na mente para que mais tarde possa mostrar a ele do que gosta, reproduzindo na mão dele.

É muito mais fácil mostrar ao parceiro o tipo de toque de que você gosta quando se está familiarizada com as reações que tem ao toque dele. Se souber exatamente como movimentar a mão, poderá mostrar precisamente como quer, para que ele consiga fazer o mesmo. Ele se lembrará de como produzir o mesmo grau de excitação maravilhoso que você produz sozinha e com o tempo, enquanto aprende a relaxar com ele e a desfrutar totalmente do novo ato sexual, descobrirá que consegue atingir o orgasmo com ele quase tão facilmente quanto sozinha. Se você achar que não consegue se libertar das persistentes inibições ou da resistência em chegar ao orgasmo com o parceiro, a terapia sexual a ajudará, e além disso, há um livro útil chamado *Orgasmo: o prazer da mulher*, de Rachel Swift, que traz uma sessão proveitosa sobre o assunto (veja Recursos úteis na pág. 253).

Para ajudá-lo a tornar-se um ótimo amante, é vital que ele esteja totalmente familiarizado com sua anatomia. Um homem inexperiente está sujeito a pensar que é experiente ao extremo se souber, ou pensar que sabe, onde está e o que é o clitóris! Se seu parceiro, como muitos, não estiver absolutamente certo de onde está, mostre-lhe. Ele precisa entender que sobre o clitóris há mais do que apenas a saliência embaixo do capuz, e você precisará esclarecê-lo sobre a glande do clitóris e a extensão dela. Mostre-lhe as áreas que mais a excitam, desde a lateral da glande até mais abaixo na vulva. E deixe claro o quanto o monte de Vênus e especialmente o ponto V são zonas surpreendentemente erógenas. Desde que você não aja de forma protetora, ele ficará encantado por confirmar e ampliar o que conhece. É maravilhoso ser um bom amante, e quanto melhor informado for, melhor amante ele será.

Enquanto você o ajuda a conhecer essa área íntima, oriente-o à perfeição com entusiasmo sempre que o toque for prazeroso e sempre que ele conseguir a pressão e/ou o movimento especialmente do jeito que você gosta. Na realidade, mesmo que você tenha bastante sorte de ele ser um amante fantástico e experiente, é quase certo que você ainda tenha de ajudá-lo um pouco para satisfazer suas preferências, já de cada uma de nós é única e tem reações diferentes.

Não diga a ele o que *não* fazer; ao contrário, estimule-o, demonstrando o prazer que sente quando ele faz algo certo. Se achar que algo de que ele sabe que gosta já é suficiente, não espere até que comece a incomodá-la, simplesmente guie a mão *dele* com a sua para outro lugar. Logo ele aprenderá como variar e como e onde os dedos devem se mover, às vezes acariciando, outras fazendo o movimento pulsante e circular descrito no Capítulo 3. Ele pode querer ler esta seção e analisar a ilustração na pág. 6, se não souber muito bem a localização de cada parte.

Outra forma de ajudá-lo é juntar as pontas do indicador e do polegar e fazer um círculo ovalado para criar um "mapa" da vulva. Mostre-lhe exatamente como se dá prazer nas suas zonas erógenas favoritas para que ele possa copiá-la. Para demonstrar da melhor forma, use a mão dele e, em seguida, deixe que ele tente na sua, antes de praticar na vulva. Na realidade, praticar gentilmente esse toque pulsante e de pressão suave em qualquer lugar do corpo é muito sensual e excitante, pois cria expectativa para o objetivo final.

Lide imediatamente com o que não gosta

Essa questão é importante, pois se você ignorar algo que ele faz e não a agrada, ou pior, a machuca, ele entenderá que você gosta e manterá no repertório de toques. Gentilmente, mas com firmeza, pare o movimento da mão dele e indique com a sua para onde quer que ele vá, ou ensine-o como gostaria que ele variasse o que está fazendo da forma que você realmente gosta. Se ele continuar a fazer algo de que não gosta, diga-lhe, mas lembre-se de dizer também assim que ele começar a fazer algo de que goste.

Toque por cima da roupa

Se você acha que o toque diretamente na vulva é muito precipitado ou mesmo muito invasivo, ainda que esteja muito excitada, experimente continuar de calcinha e deixe que ele a acaricie por cima dela. Em vez de desestimular, achará que essa sensação, ainda que menos intensa, é deliciosamente excitante. O que acontece é que o algodão ou a seda mantém os lábios juntos, e, com os movimentos da mão dele, a calcinha movimenta toda a área, pressionando gentilmente o clitóris e as áreas vizinhas e criando ondas sutis de prazer. Você pode gostar também de experimentar essa técnica durante a autoestimulação.

Orientações gerais para seu parceiro:

- Não friccionar — não é tão bom, pura e simplesmente.
- Não usar força no toque ou pressionar e de forma alguma bata ou arranhe. Seja gentil e sensual, porém firme e positivo.
- Não penetrar a vagina com os dedos a menos que goste. Podemos fazer isso sozinhas durante a autoestimulação porque saberemos imediatamente se doer. O parceiro não conseguirá sentir se a unha estiver um pouco áspera ao penetrá-la. Como disse, você pode gostar e, se gostar, ótimo. Mas, a menos que tenha a certeza de que gosta, eu não arriscaria deixar o parceiro tentar, pois pode ser um verdadeiro inibidor de desejo. Não se preocupe se você não encontrou o ponto G. Atingirá o orgasmo muito bem sem estimulá-lo e terá algo a almejar durante a relação sexual.

Ele me toca por cima da calcinha: a história de Sue

Não sei por quê, mas me excito muito mais rápido se me masturbar ou se ele me tocar por cima da calcinha. Parece ter um excelente efeito acima do meu clitóris, no monte de Vênus e, quando sinto que estou começando a ficar orgástica, a pressão da mão dele (ou da minha) por cima do tecido contra a entrada da minha vagina faz mágica e gozo intensamente. Na verdade, foi assim que atingi meu primeiro orgasmo, então, embora atualmente eu saiba como gozar de outras formas, é sempre uma técnica mais especial para mim, que com frequência fazemos.

Tornando-se orgástica pelo sexo oral

Só comecei a fazer sexo oral aos 40: a história de Nell

Li muito sobre sexo oral quando tinha aproximadamente 12 anos. Parecia convidativo, para não dizer algo mais forte. Mas, acredite se quiser, não tive confiança suficiente para deixar um homem fazer sexo oral em

> mim antes dos 40. Mesmo assim, graças a Deus, meu namorado era muito experiente e sabia o quanto seria bom para mim. De outra forma eu provavelmente teria continuado fingindo para sempre que não era o que eu queria quando nem ao menos havia experimentado. Ele me contou que era o que sua ex-namorada mais gostava e, como ele era um amante excelente em todos os sentidos, tenho de admitir que fiquei muito curiosa mas, ao mesmo tempo, tímida e envergonhada. Então, sem mais cerimônias, ele mergulhou sob o lençol e foi muito, muito gentil comigo. Foi surpreendente. Jamais senti nada semelhante em toda a minha vida. Foi como se estivesse sendo beijada por um fluxo macio de água morna, como ondas lambendo a praia. Tão macio e suave, que nem sei explicar. Era como um paraíso, e então as ondas de orgasmo começaram e tive um dos mais intensos e longos orgasmos da minha vida.

Muitas mulheres em torno dos 50 anos me contam histórias semelhantes à de Nell. Felizmente, as gerações mais novas são muito menos inibidas, mas ainda assim muitas mulheres de várias idades me contam que desencorajaram os parceiros por pensar que eles não gostavam de fazer sexo oral. Se você já impediu seu parceiro de fazer sexo oral, deixe que ele mostre como é.

Sejamos honestas: sexo oral é fantástico para as mulheres quando é benfeito e, certamente, a maioria de nós gostaria que ele fosse parte do ato sexual. Se o seu parceiro fica feliz em fazê-lo (e a maioria dos homens fica quando descobrem que é fácil, na realidade muito mais fácil do que a estimulação manual, e não assustador, como muitos imaginam), coloque qualquer sentimento negativo de lado, dê ao parceiro o sinal verde, deite-se e aproveite. Antes, porém, para afastar o medo comum de mau cheiro, é imprescindível que você se lave para fazer amor, exatamente como espera que ele o faça, principalmente se for fazer sexo oral. Com certeza, o odor de suor pode ser muito sensual e excitante, mas apenas se for recente e se realmente gostarem dos cheiros naturais dos corpos do outro.

A única coisa de que precisará lembrar-se ao fazer sexo oral é de manter-se em uma posição que seja confortável para ele e de resistir ao provável impulso de fechar as pernas durante o ato ou quando estiver para atingir o orgasmo.

Deite-se de costas e traga os joelhos para perto da cabeça e abra-os o máximo que puder, mas tente chegar a uma posição confortável. Assim, ele conseguirá beijá-la e acariciá-la com a boca sem sentir claustrofobia. Será mais fácil para o seu parceiro se ele ajoelhar ou deitar entre suas pernas, de frente para você. Ele pode achar ainda mais fácil se colocar um travesseiro debaixo das nádegas para elevar seu quadril uns poucos centímetros na direção dele.

Então desfrute das sensações que ele lhe proporciona. Se estiver tensa, como é absolutamente natural quando não se está acostumada ao sexo oral ou se costumava ficar constrangida no passado, convença-se de que vai relaxar e aproveitar, exatamente como faria se estivesse recebendo uma massagem nos pés pela primeira vez. Lembre-se de que ele não o faria se não quisesse e, se por acaso acontecer de ele não gostar, jamais precisará fazê-lo novamente, então não estrague tudo se preocupando com ele. Agora, concentre-se e deixe-se levar pelo prazer. Se notar que está ficando orgástica, mas ainda não está perto de gozar, acaricie ou aperte suavemente os mamilos e, sem mover o quadril (ficar imóvel é importante, pois, de outra forma, será desconfortável para ele), contraia o músculo PC. Ao mesmo tempo, lembre-se de sua fantasia favorita.

A chave da fantasia: a história de Rachel

Posso estar deitada lá pensando: "Isso é muito bom, mas não está me excitando. Não vou conseguir gozar assim." E, em seguida, começo a brincar com meus mamilos, ou melhor, com o mamilo direito, que por

> alguma razão é mais erógeno do que o outro. De repente, respondo muito mais lá embaixo. É como se houvesse uma linha direta para a vagina e o clitóris. Às vezes, é o suficiente para que eu fique orgástica, outras vezes adiciono uma fantasia. Novamente, é como se houvesse aumento de energia erótica e, em geral, é tudo de que preciso para atingir o clímax de verdade.

Se não atingir o clímax em alguns minutos, tudo bem. Muitas mulheres não o atingem no sexo oral e várias outras levam muito mais tempo tornando-o confortável para o homem. Fazer sexo oral, como é provável que você bem saiba pela experiência de fazê-lo no parceiro, é praticamente o ato mais altruísta que se faz na cama, uma vez que quem o está recebendo fica imóvel e precisa concentrar-se com dedicação.

Nota final

Se o sexo oral não for de seu agrado, não importa o quanto ele seja bom, diga-lhe a verdade. Ele não ligará a mínima por não ter mais de fazê-lo. Mas dê-lhe uma nova chance. A maioria de nós, quando relaxadas e entregues ao prazer, adora.

Dicas para seu parceiro

- Tenha em mente o efeito úmido, o efeito da lambida e do envolvimento descrito no começo deste capítulo. Em geral, ao beijar na boca, a saliva pode ser desestimulante, mas, no sexo oral, é excelente para ajudar a alcançar aquela sensação quente e macia.
- É um mito que durante o sexo oral a língua precisa entrar na vagina. Não é necessário. É claro que você pode querer experimentar e, se ela gostar muito, ótimo. Mas o que a maioria das mulheres mais gosta é o efeito do envolvimento e da lambida que, embora sutil, costuma produzir ondas extraordinariamente intensas de prazer.
- Mantenha a língua macia e seja muito cuidadoso para manter os dentes fora da situação. (Você pode até achar óbvio, mas é surpreendente como muitos homens pensam que as mulheres gostam de ser mordiscadas. Nós não gostamos.)
- Ela pode preferir que fique só nas carícias gerais por toda a vulva, da vagina ao ponto V, incluindo

os lábios internos e externos, o clitóris e a glande do clitóris. Se ela gostar, lamba o clitóris rítmica e rapidamente, com movimentos para cima e para baixo e para os lados, diretamente e pelo capuz, como ela preferir.

- Use as mãos para juntar os lábios sobre a vulva e pressione suavemente. Em seguida, deslize a língua delicadamente ao longo do sulco ou "junção" no meio. Como nas carícias por cima da calcinha, a sutileza da sensação produzida pode levá-la diretamente ao ápice da curva de excitação para o orgasmo e muito rapidamente daí para o clímax.
- Ela pode não gozar logo, caso não comece a se tornar orgástica após alguns minutos. Faça uma última carícia, mais longa e depois volte para o lado dela. Esse pode ser um bom momento para parar o ato sexual, já que estão se sentindo muito próximos e apaixonados, e os orgasmos podem ficar para um outro dia. Se ela estiver muito excitada, pode querer que continue acariciando-a ou talvez que a penetre. Reaja de acordo com a situação.

Tornando-se orgástica nas relações sexuais

Vamos direto à forma mais garantida de atingir o orgasmo nas relações sexuais. É uma variação do tema tradicional, mas com um movimento especial que faz toda a diferença para a capacidade orgástica.

A forma mais provável de atingir o orgasmo durante as relações sexuais é na conhecida posição papai e mamãe: deitada de barriga para cima com o parceiro por cima, à sua frente; as pernas totalmente abertas com os joelhos dobrados, voltados para você, e ele deitado ou ajoelhado entre elas. Acomode-se nesta posição e, tudo estando correto, será preciso apenas um pequeno ajuste para os corpos se moverem juntos. Se todo o restante estiver bem, atingirá o orgasmo enquanto ele estiver dentro de você.

Começarei bem do início, pois mesmo as pessoas mais experientes sexualmente podem desconhecer o que torna as relações sexuais menos extraordinárias. Se você e seu parceiro conhecem a maior parte do conteúdo a seguir, por favor, passem os olhos pelas próximas duas seções de qualquer forma, apenas para terem certeza de que não há nada para aprender.

Ele fica com o peso, não você

Você não acreditaria na quantidade de mulheres que já me contaram não gostar da posição em que o homem fica por cima porque os parceiros são muito pesados. Como assim? Como um homem pode não perceber que ficar esmagada debaixo de vários quilos não é estimulante para o prazer da parceira? Mas tudo bem. Alguns homens nunca pensaram ou nunca se importaram com isso. Se ele colocar todo o peso em cima de você, faça o possível para que ele saia. Tudo o que ele deve fazer é apoiar o peso nos braços. Alguns homens acham mais confortável ajoelhar, ou semiajoelhar, para distribuir o peso, em vez de continuar com as pernas esticadas e depositar a maior parte do peso nos braços. Os que não gostam da posição papai e mamãe dizem que essa é a desvantagem dela, já que o homem não consegue acariciar a parceira com as mãos. Mas é uma posição que favorece os beijos, e, de qualquer forma, se estiver correta, a mulher atingirá em estado de êxtase tal que não será necessária a estimulação manual ou mesmo de outro tipo.

À penetração

Nem pense em deixá-lo penetrar até que esteja bastante excitada. Estar molhada não basta; a vagina, ainda que extremamente elástica, muitas vezes produz o próprio lubrificante bem antes de estar suficientemente relaxada para acomodar o pênis. Quando conseguir introduzir facilmente os dedos indicador e médio, já está pronta, não antes. Como expliquei em detalhes na seção sobre lubrificação (veja pág. 95), se não estiver completamente molhada com o próprio fluido, aplique o gel KY ou um lubrificante semelhante e em quantidade por toda a vulva, antes de começar o ato sexual. Apenas para assegurar que está completamente escorregadia, coloque um pouco mais ou, se estiver naturalmente molhada, coloque um pouco de saliva. Tome cuidado especial com a entrada da vagina e o períneo, pois é fácil ter rachaduras doloridas também nessa região, se a pele não estiver úmida o bastante.

Agora, pegue o pênis e guie a cabeça para a entrada da vagina. Nunca, jamais, deixe-o empurrá-lo por vontade própria. Embora ele não queira machucá-la, o pênis não consegue dizer se está próximo da pele que liga a entrada da vagina ao períneo, e um empurrão mais forte, mais rápido ou uma maior intensidade nessa pele delicada pode rompê-la. Se rasgar, levará dias, talvez até semanas, para sarar e ganhar novamente flexibilidade, e não será nada estimulante para o desejo de ter relações sexuais novamente. Portanto, guie-o calmamente. Se estiver tencionando o músculo PC, respire e expire, relaxando-o conscientemente. Seu mantra deve ser: "Solte-se. Relaxe."

Outra vantagem de segurar o pênis e guiá-lo durante a penetração é que você pode controlar a velocidade com que ele penetra, assim que tiver passado pela abertura. Um empurrão rápido para entrar sem pedir licença não é, ao contrário da opinião popular masculina, o que você quer nessa hora. Poderia ainda estirar demais a entrada cedo demais, ou ele poderia bater contra o colo do útero. Portanto, continue a introduzi-lo, mas devagar e com cuidado, aproveitando a sensação de tê-lo dentro de você enquanto a penetra e, aos poucos, vá retirando a mão para dar-lhe acesso. No momento em que sentir que está tocando o colo do útero ou o final da vagina, mantenha a mão no pênis para impedi-lo de penetrar mais. Continue com a mão lá até que ele perceba onde pode ir e você sinta que pode confiar que ele respeitará seu limite.

Meu marido é grande demais para mim: a história de Billie

O pênis do meu marido não é especialmente longo. Tem cerca de 12 centímetros quando ereto, mas o problema é sua circunferência. É mais largo do que qualquer um dos meus ex-namorados. Não há como ele me penetrar sozinho, uma vez que não tive filhos e, portanto, sou muito estreita. Mas está tudo bem, porque ele me deixa guiá-lo na penetração. Ele diz que é como manobrar um carro em um espaço apertado: uma questão de paciência e habilidade. Ele sempre me faz rir, dizendo "Faça isso gentilmente... devagar, mas confiante..." e, em seguida, ele dá um suspiro de prazer e satisfação quando entra com segurança. Ele se encaixa perfeitamente dentro de mim, mas, mesmo assim, costumo manter uma das mãos próximas pois, caso fique muito entusiasmado, eu o seguro um pouco. Ele diz que isso é sexy e não vê problema algum.

(Após aprender a TAC, Billie raramente o segurou depois de penetrá-la com segurança, mas falaremos sobre isso daqui a pouco...)

Uma velocidade relativamente lenta dos movimentos é determinante para o prazer. No momento do orgasmo, algumas mulheres gostam que o homem empurre rapidamente, enquanto outras preferem uma tranquilidade sensual. Faça exatamente o que for melhor para você.

A chave para o clímax da mulher é a TAC

TAC é uma sigla para técnica de alinhamento do coito. Meu primeiro marido e eu lemos sobre isso em um artigo da *Cosmopolitan*, há aproximadamente trinta anos, e exclamamos: "É isso que fazemos!" Nunca havia ouvido o termo antes, mas posso dizer que o descobrimos por acaso e é o melhor refinamento para a boa e velha posição papai e mamãe.

Como a TAC funciona

Seu parceiro mantém o pênis dentro da vagina e se move para a frente, o suficiente para que sua região pélvica — a parte mais baixa da área do estômago, uns poucos centímetros acima do começo do pênis —, fique diretamente sobre e em contato com a parte mais baixa de sua pélvis e o monte de Vênus. É isso mesmo, ele terá que tirar o pênis um pouquinho, mas descobrirá que consegue manter a maior parte dele confortavelmente dentro de você. Então ele recua para ir novamente mais fundo dentro de você, e então saindo um pouco para retornar ao toque da pélvis e assim por diante, repetindo esse movimento exatamente como ele faria durante a penetração, mas com esses leves movimentos para a frente e para trás ocorrendo ao mesmo tempo. Movimentar-se dessa forma significa que está estimulada desde a vagina e a extensão da vulva até o clitóris em diante; até mesmo mais longe, ao longo da glande do clitóris até o monte de Vênus; como esse é o principal lugar de repouso dele antes de recuar novamente, esse movimento assegura que o ponto V tenha muita atenção causando, juntamente de todas as outras sensações, a mais incrível mistura de prazer. É fácil, muito confortável, e considero a posição mais excitante de todas.

Essa é uma posição excelente para que vocês se movam em harmonia. Desde que ele sustente o peso dele nos braços, você será capaz de mover a pélvis para cima e para baixo, de um lado para outro, maximizando a abundância de sensações. Se quiser, pense no movimento circular da dança do ventre ou imagine o tipo de movimento que faz ao usar o bambolê. Não será esforço algum porque isso acrescenta muito ao prazer. Ele também adorará — os homens acham o movimento pélvico muito sensual.

Perguntei a um amigo o que ele queria dizer exatamente quando mencionou que uma namorada nova era "boa de cama". Primeiro, ele me olhou confuso e finalmente disse: "Não se trata de ela ser atlética e desempenhar rotações incríveis ou algo assim, na verdade, tivemos relações muito tranquilas até agora. Mas mesmo na posição clássica papai e mamãe, ela se movimenta de forma incrivelmente sensual. Minha última namorada costumava deitar completamente imóvel, parecia ser só minha a responsabilidade de dar prazer a ela e também a mim. Ela dizia que gostava de sexo, mas não dava para perceber. Não tenho dúvidas quanto ao prazer de Carly, ela se move de forma muito sensual, sincronizada comigo. É como uma dança erótica muito excitante e maravilhosa."

Aproveite esse movimento por dez minutos, mais ou menos. Pode aumentar ou diminuir a velocidade, mas, de vez em quando, é importante que ele seja reduzido em ambas as direções, para que possa sentir as diferentes sensações que cada estágio produz.

Vez ou outra, quando ele estiver muito fundo e você puder se erguer na direção dele, force-o para dentro o mais confortavelmente possível e aperte-o com o músculo PC. E, em outras ocasiões, quando a pélvis de vocês estiver se tocando, poderá arquear a sua para cima para encontrá-lo e pressioná-la contra ele, o que adicionará prazer extra ao monte de Vênus, ao ponto V e à área do clitóris em geral.

Uma grande vantagem dessa técnica, além de ser excitante e provavelmente orgástica, é que nenhum de vocês tem de ser performático. Os corpos se movem em harmonia para produzir um conjunto de sinfonia de sensações prazerosas para ambos e, honestamente, você não precisa de mais nada.

De qualquer modo, se ele for bastante atlético para beijar e chupar gentilmente seus mamilos, e para vocês se beijarem na boca, se ambos gostarem (algumas pessoas acham que isso tira a concentração necessária para avançar na curva de excitação), então ótimo. E, claro, uma vez que ele tenha aceitado a ideia de que não deve penetrá-la além do que for confortável, suas mãos ficarão livres se quiser dar prazer a ele de várias maneiras. Se não distrair vocês demais, muitos homens adoram que os glúteos sejam acariciados ou que as parceiras os segurem e os guiem durante o movimento, por exemplo.

Se estiver parada na curva de excitação ou no platô do orgasmo....

Lembre-se: se quiser elevar o nível de excitação, porque não está aumentando ou talvez está, mas agora ficou presa no platô do orgasmo, pare, espere e sinta, para depois retomar o movimento que poderá levá-la ao auge.

Indo além da curva de excitação: a história de Meya

Se eu estiver tendo prazer, mas não me tornando orgástica, gosto que Tony pare repentinamente, seja quando ele está bem fundo em mim ou quando está na beira e pressionando contra meu clitóris e contra o ponto V. Ergo o quadril na direção dele e faço movimentos circulares, como uma dançarina do ventre. É fantástico. Pressionando-me contra ele dessa forma, vou direto para o último estágio, logo antes do orgasmo e, às vezes, gozo bem nesse momento. Outras vezes, começamos a nos movimentar juntos novamente e quase imediatamente eu digo: "Estou pronta agora", e ele se movimenta mais rapidamente dentro de mim e goza comigo.

Essa é a melhor posição e forma de atingirem o orgasmo simultaneamente. Uma variação sobre isso é pedir a ele para retirar um pouco o pênis da vagina, parar por um instante e, em seguida, guiá-lo de volta para dentro e movimentar bem devagar ou, novamente, parar por mais alguns segundos.

Um excitante orgástico instantâneo para a maioria das mulheres é pensar em uma fantasia sexual. Respirar profundamente também ajudará muito. É surpreendente como muitas pessoas se esquecem completamente de respirar por alguns momentos, quando estão se aproximando do orgasmo. Mas reter a respiração, na verdade, impede o orgasmo, que necessita de oxigênio para acontecer. É por isso que amantes bem-informados costumam respirar pesadamente ou até arfar quando estão próximos do clímax. Respirar profundamente pode fazer a diferença, liberando oxigênio extra para a corrente sanguínea a caminho das zonas erógenas e, principalmente, é claro, para a área do clitóris.

Excelente controle do músculo do sexo

"Ah, sim", posso ouvir você dizer "você se refere a exercícios pélvicos, não é? Eles são chatos e complicados. Por que se dar ao trabalho?"

Bem, a boa notícia com relação aos exercícios pélvicos (muitas vezes conhecidos como exercícios de Kegel) é que você pode praticá-los enquanto faz outra atividade. Trabalho árduo? Na verdade, eles são fáceis de serem executados, basta praticá-los durante alguns minutos todos os dias. Por que fazê-los? Porque assumir o controle dos músculos de baixo a ajudará a ter orgasmos mais fortes com ou sem um parceiro, a manter o controle quando os tiver e também determinará se você consegue ou não ter orgasmos múltiplos.

Portanto, vamos em frente. Há três áreas de músculos para se concentrar:

- O músculo PC, que afeta a vagina e o períneo.
- O músculo esfíncter anal, localizado em torno do ânus.
- Os músculos do trato urinário.

Enquanto lê isso, experimente contraí-los. Imagine que está apertando as paredes da vagina e, em seguida, retenha a vontade de evacuar e, depois, retenha a urina.

Pode parecer que a contração é sempre a mesma, pois ao contrair um músculo, você contrai os três, ou pode descobrir imediatamente ou com a prática que consegue, sentir cada grupo muscular se contraindo. As duas opções são boas.

Agora, repita esse exercício diversas vezes e, nos intervalos, relaxe os músculos. É o suficiente para as primeiras vezes. Ao se habituar, planeje repetir o exercício aproximadamente três vezes por dia, alguns minutos de cada vez.

Um bom conselho que outro terapeuta me deu é imaginar que está subindo em um elevador. Aperte os músculos como se os estivesse elevando ao primeiro andar e pare, segurando-os lá. Então, eleve-os novamente, para o segundo andar. Pare. Em seguida, para cima novamente, o mais alto que puder, para o topo. A seguir, solte-os e relaxe.

O primeiro ponto importante a lembrar, para melhorar o tônus muscular, é seguir corretamente pelos estágios do "elevador". Concentre-se e assegure-se de ir até o último estágio, quando realmente deverá pressionar os músculos o mais que puder. O segundo ponto a lembrar é fazer o exercício frequentemente. Sempre que estiver indo para algum lugar, sentada no carro, no avião ou ao executar alguma tarefa doméstica, ao ouvir música ou quando estiver no teatro, esteja onde estiver, isso leva apenas alguns minutos e, ao fazê-lo várias vezes por dia, seus músculos se tonificarão e estarão prontos para ajudá-la a aproveitar totalmente o sexo e os orgasmos.

Consigo atingir o orgasmo facilmente: a história de Ellie

Eu tinha o hábito de fazer os exercícios pélvicos porque li que eles eram bons para meu parceiro durante

> as relações sexuais. Eu me orgulhava de conseguir apertar o pênis dele com os músculos da vagina quando ele estava dentro de mim. Ele adorava. Mas então descobri que, fazendo esse movimento, eu poderia aumentar meu prazer independentemente do que ele estivesse fazendo, e também enquanto eu me masturbava. Agora descobri que contrair os músculos algumas vezes se estiver muito excitada e com aquela sensação de "quero gozar, mas ainda não cheguei lá", pode me levar ao clímax. Agora que sei o que eles podem me proporcionar, vou me assegurar de mantê-los em boa forma para o resto da minha vida.

É uma boa ideia, é fácil, de graça e útil. Como não gostar?

O ponto G

Na autoestimulação, na masturbação e no sexo oral com o parceiro, o ponto V é muito mais significativo para o orgasmo do que o ponto G. Mas esse ponto entra em ação durante as relações sexuais. A posição papai e mamãe combinada com a TAC é perfeita para dar prazer ao ponto G, porque a penetração, durante a maior parte do movimento, é provavelmente de apenas cinco a oito centímetros no máximo, logo, a cabeça do pênis investirá contra ele perfeitamente na maior parte do tempo.

Como mencionado no Capítulo 1, muitos acreditam que o orgasmo na vagina e no clitóris são entidades bem diferentes. A maioria das mulheres que faz amor regularmente com seus parceiros logo aprenderá que isso é verdade. As sensações de um orgasmo no clitóris são, obviamente, localizadas no clitóris, e um orgasmo na vagina nitidamente vem de dentro da vagina. Realmente são próximos e, se fossem combinados para fazê-la gozar ao mesmo tempo, seria impossível diferenciá-los, porque ficaria totalmente extasiada. Mas são dois tipos absolutamente diferentes de orgasmos.

Assim que se acostumar a atingir o orgasmo sozinha, experimente tentar uma série de quatro orgasmos seguidos, ou durante um dia, desencadeando cada um ao tocar um lugar diferente, concentre-os no ponto G, na glande do clitóris, diretamente sobre o capuz do clitóris ou na entrada da vagina. Tente perceber onde sentirá um aumento das sensações ao atingir o clímax. Curiosamente, você pode acabar descobrindo que não está no mesmo lugar da estimulação.

Ainda que os tipos de orgasmos possam ser diferenciados nitidamente, não se preocupe se não forem. Para muitas mulheres, as sensações do orgasmo parecem emanar de toda a área da vulva, do ponto V ao períneo, incluindo a vagina. Essas sensações estão associadas à rede de nervos do clitóris, cujo alcance vai muito além dele e da glande do clitóris em si e reflete ou se conecta aos nervos de todas as zonas erógenas.

Timing

Quando você e seu parceiro atingem o clímax juntos, vocês se sentem incrivelmente íntimos e em completa harmonia. É apenas uma questão de tempo, e logo que estiverem familiarizados com o corpo um do outro serão capazes de chegar ao orgasmo facilmente. Não se sinta obrigada a gozar junto sempre. É ótimo quando isso acontece naturalmente ou se você, simplesmente, deseja que aconteça.

Depende de seu parceiro: a história de Tricia

Até conhecer Bob, eu nunca havia experimentado um orgasmo, e demorou até que tivesse um. Ele ficava contente de me dar o tempo de que eu precisava e nunca tentou me apressar. Mesmo quando passei a me sentir segura sexualmente, ele ainda me esperava chegar ao estágio final para então se deixar gozar comigo ou logo depois. Portanto, nunca tive de me controlar, eu apenas aproveitava e deixava acontecer naturalmente. Atualmente, estou com Stephen, e é bem diferente. Ele não tem tanto autocontrole quanto Bob, chega ao limite de repente e atinge o clímax sem avisar. Cansada de ser deixada de lado, porque depois de gozar ele só quer dormir, percebi que teria de procurar minha própria forma de chegar ao orgasmo. Então, pedia que continuássemos com o que quer que estivéssemos fazendo. Particularmente, gosto quando ele coloca a mão toda de lado entre as minhas pernas, pois ele movimenta a base da mão contra o meu clitóris e o osso púbico — o que é simplesmente mágico até eu sentir que estou chegando perto do clímax. Só então deixo que o pênis penetre, e aí ele sabe que deve ficar praticamente parado para não gozar cedo demais, e eu poder me mover até chegar ao orgasmo. Por isso, o sexo que tenho com Stephen é bem diferente do que eu tinha com Bob, mas tão maravilhoso quanto, do seu jeito.

Você e seu companheiro terão uma forma própria de se relacionar como parceiros sexuais. Ele poderá ser o coreógrafo ou, quem sabe, você. Ou talvez vocês simplesmente dancem juntos, em harmonia, sem necessidade de instruções, e descubram que gozar simultaneamente não é tão desejável quanto ter o orgasmo individualmente, podendo em alguns casos ser primeiro você e depois ele ou vice-versa (muitos homens, ao contrário do segundo namorado de Tricia, ficam felizes em continuar a fazer amor com a parceira após terem atingido o clímax).

Chegamos ao clímax individualmente: a história de Mandy

> Às vezes, chegamos juntos ao clímax, mas, honestamente falando, quando isso acontece, embora nos sintamos muito próximos, atingimos um orgasmo superficial, talvez porque seja difícil me concentrar inteiramente no meu quando estou muito atenta ao dele. Eu gosto mais quando gozo primeiro. As ondas de prazer são mais profundas, intensas e contínuas, em vez de uma única sensação, apenas.

Outro fato bom em gozar primeiro é que você pode ter mais orgasmos enquanto ele está a caminho do clímax e um outro ainda, quando ele se desejar. Se estiver pensando "Droga, nunca tive um orgasmo com um parceiro ainda", não se desanime — inspire-se. Assim que tiver o primeiro orgasmo, terá aprendido como chegar lá e daí em diante praticará a técnica de "levar-se ao orgasmo" e a técnica de "ter orgasmo com um parceiro" até que seja tão fluente nesta linguagem de sexo orgástico que a arte de determinar o tempo venha naturalmente.

A posição papai e mamãe com a TAC é uma boa posição, tanto para praticar *timing* quanto para praticar as habilidades básicas para ter orgasmos tranquilamente.

Outras boas posições

Quando estiver confiante em atingir o orgasmo na clássica posição papai e mamãe combinada com a TAC ou, se por alguma razão essa técnica não estiver funcionando, experimente diversas outras posições, quantas quiser. O Kama Sutra é uma fonte variada e fascinante, mas você pode consultar qualquer outro bom livro de técnicas sexuais, ou simplesmente se divertir usando a imaginação.

Sentada à beira da cama

O parceiro deve sentar-se na beirada da cama com as pernas esticadas para a frente, em direção ao centro. Sente-se de frente para ele, com uma perna para cada lado penduradas para fora da cama. A não ser que a cama seja baixa o suficiente para poder colocar os pés no chão, não conseguirá mover o quadril para a frente nem para trás por vontade própria, mas vocês dois poderão balançar no mesmo ritmo.

Sentada em uma cadeira

Esta posição é semelhante à outra, porém preferível para você, porque proporciona as sensações mais incríveis, além de exigir menos esforço das costas dele.

Peça a ele para sentar em uma cadeira sem braços, e estreita o suficiente para que você se sente olhando para ele e com as pernas abertas, uma de cada lado das pernas dele.

Tanto essa posição quanto a anterior são fantásticas para atingir o orgasmo. Entretanto, elas não são tão excitantes para o parceiro porque ele não poderá se movimentar muito e provavelmente se sentirá desconfortável, especialmente na posição anterior, pois não terá nada em que apoiar as costas. Contudo, talvez ele fique feliz em usar essas posições de vez em quando já que, além de enlouquecê-la, você chegará ao orgasmo rapidamente, e, assim, ele não precisará se controlar por muito tempo.

Por que essas posições são tão boas para as mulheres? Porque a penetração é confortável e, possivelmente, o pênis não estará tão ereto após a excitação inicial, já que esta é uma posição passiva para ele, então o sentirá pressionando contra o ponto G. Ao mesmo tempo, toda a vulva está apoiada e pressionada contra o abdome inferior dele por causa do peso de suas pernas. Além disso, vocês podem se abraçar e se beijar, e ele também poderá beijar seus mamilos. Tudo o que você tem de fazer é contrair o músculo PC e terá as sensações mais maravilhosas da vida.

Deitados de lado, um de frente para o outro

Coloque sua perna por cima do quadril dele e ajuste o que for necessário para deslizar o pênis dele para dentro de você. Isso é muito bom, pois ambos ficam livres para se mover suave e sensualmente, mais uma vez com a região pélvica dele pressionando o monte de Vênus e o ponto V, estimulando espontânea e sutilmente toda a região do clitóris. Como nas posições anteriores, ele pode não gozar. Embora não seja tão estimulante para ele, é provável que ele fique feliz em manter esta posição por algum tempo enquanto sobe devagar a curva de excitação e com segurança até chegar ao orgasmo.

A estrela-do-mar

Deite-se de costas com o parceiro à sua direita. Ele deve estar de lado, de frente para você. Levante a perna direita de modo que ele possa encaixar a perna direita dele por baixo dela e por cima da sua perna esquerda, posicionando-se de forma que ele possa colocar o pênis dentro de você (você não conseguirá guiá-lo). Você ficará passiva, se concentrando apenas nas sensações do pênis dentro de você e da coxa dele roçando contra a vulva. Outro ponto positivo é que as mãos ficam livres para estimular a região do clitóris. A desvantagem dessa posição é que pode dar a sensação de estarem afastados demais, a menos que já estejam bastante íntimos um com o outro.

E quanto às outras posições?

Até que tenha orgasmos facilmente, sugiro apenas a prática das posições descritas, pois, pela minha experiência, são elas que a levarão ao clímax mais facilmente. Isso não quer dizer que não atingirá o orgasmo na posição da mulher em cima, na penetração por trás, no sexo anal ou em outras posições. Muitas mulheres conseguem e assim o fazem. Porém, elas não serão muito eficazes enquanto você ainda estiver se tornando orgástica. As posições descritas são certamente as mais orgásticas, sendo a melhor a posição papai e mamãe usando a TAC (veja pág. 125).

Deve-se realizar as fantasias com seu parceiro?

Este é um assunto muito, muito pessoal e delicado. Definitivamente, recomendo realizar as fantasias depois de passar pelas sessões de prática iniciais no Capítulo 3. Elas são muito eróticas e um ótimo estímulo para o desejo, para a excitação e o clímax. Compartilhá-las com seu parceiro e talvez realizá-las juntos é uma questão muito individual. Alguns casais adoram, e, se isso a excita, acrescenta um prazer extra a qualquer estágio da curva de excitação e não aborrece nenhum dos dois, então realize suas fantasias. Mas se você ou seu parceiro não estiver contente com isso, pode ser uma grande decepção. Portanto, nesse caso, evidentemente não é uma boa ideia, e quem estiver mais entusiasmado por uma fantasia deve apenas imaginá-la.

A fantasia me ajudou a atingir o orgasmo: a história de Aakarshan

Depois de passar anos tentando atingir o orgasmo e fracassar, descobri que fantasiar pode ser poderoso. Estava com a mesma parceira havia meses, e o sexo tinha se tornado entediante. Para ser honesta, cheguei à conclusão de que nunca gozaria e me desliguei. Mas não estava preparada para desistir da relação porque ainda tinha muita coisa boa. Assim, um dia, fingindo entusiasmo ao fazer amor com ela, comecei a pensar em um livro que estava lendo, em que tinha algumas cenas de sexo explícito. Foi como se acendesse algo na minha genitália e fui tomada por uma onda de prazer cada vez maior até que explodi em êxtase. Depois disso, logo aprendi a controlar esse sentimento sem ter necessariamente que pensar em fantasia alguma. Mas, às vezes, adoro fantasiar, porque me permite vivenciar uma gama de experiências que não desejo ter na vida real. Sexo casual, por exemplo, simplesmente não é para mim. Amo minha parceira e sou totalmente fiel a ela, mas posso me imaginar com outras mulheres e homens sem seu conhecimento e sem magoá-la. Normalmente, uso a fantasia apenas por alguns momentos para apressar minha excitação se eu estiver um pouco lenta ou para me levar ao orgasmo se estiver perto do auge. Se eu desejar completar uma fantasia, faço sozinha, pois me sentiria distante dela se a usasse enquanto estivéssemos fazendo amor, e isso não seria justo.

O sexo ficou chato: a história de Dae

Por anos eu não precisei de nenhum outro estímulo, a não ser meu marido. Porém a vida ficou mais complicada, e nos tornamos mais amigos e parceiros de negócios do que amantes. Parei de ter orgasmos e, muitas vezes, nem me dava ao trabalho de fazer amor. Mas eu o amava, e nós não queríamos nos separar, portanto, fomos procurar orientação psicológica. Encomendei um livro sobre fantasias que você tinha recomendado e, sem que meu marido soubesse, separei uma tarde inteira para lê-lo. Primeiramente pensei que era um monte de bobagens, mas depois percebi que estava ficando fisicamente excitada e continuei a ler. Na realidade, apenas uma fantasia em todo o livro provocou um forte efeito em mim, mas, meu Deus, era muito poderoso. Era como se eu fizesse parte da história — como se eu fosse a personagem principal, mas ao mesmo tempo estava ficando excitada apenas de observá-la. Muito estranho, mas incrivelmente excitante. Tive de parar de ler para que pudesse me concentrar na autoestimulação e quase imediatamente senti crescer aquela emoção intensa que não experimentava havia meses. Parei, esperei, e então comecei de novo para depois me soltar, e foi como se uma onda de prazer pressionasse meu clitóris e implodisse.

Isso trouxe a minha libido de volta e felizmente meu marido não necessitou de incentivo. Ele tinha sentindo muito a falta de sexo, mas não queria me pressionar. Desde então, coleciono outras fantasias que funcionem bem, mas aquela primeira sempre será especial.

Por ora, já basta de conselhos sobre como ser ou se tornar orgástica. Você tem muito o que praticar e aproveitar. Provavelmente o suficiente para um ano ou mais e, na verdade, o suficiente para ter uma vida sexual maravilhosa para sempre. É obvio que, ainda que esteja atingindo o orgasmo com confiança, pode continuar a adquirir mais conhecimento sexual, compreensão mútua e habilidade pelo tempo que desejar.

CAPÍTULO 6

Fazer do relacionamento um ótimo motivo para orgasmos

Com relação aos orgasmos, nós, mulheres, esperamos muito dos relacionamentos. Independentemente de conseguirmos ou não atingir o orgasmo sozinhas, sempre acreditamos ou esperamos conseguir quando estamos com um parceiro. E mesmo se formos confiantemente orgásticas nos relacionamentos, não nos ocorre que pode ser fácil.

Portanto, quando percebemos que ainda não conseguimos atingir o orgasmo, mesmo que estejamos com alguém, ou quando testamos os métodos usuais do ato sexual com o parceiro e, de repente, não levam ao clímax, ficamos frustradas e preocupadas.

Por que não conseguimos ter quatro orgasmos quando estamos com um ótimo parceiro, que sabe o que está fazendo e é um amante experiente? É uma pergunta difícil com umas dez mil respostas possíveis. Se o bloqueio do orgasmo está sendo provocado por problemas no relacionamento, apenas um já é suficiente, e sem dúvida muitos prejudicarão ainda mais, logo eles precisam ser resolvidos. Mas, em primeiro lugar, é necessário que entenda que a causa da ausência de orgasmos pode não ter nada a ver com a forma como vocês normalmente interagem. Se, mesmo após se sentir segura de que pode chegar ao orgasmo sozinha e praticar as técnicas mais orgásticas com o parceiro, não estiver tendo orgasmos, então deve começar a considerar a possibilidade de que as dificuldades de interação com seu parceiro estão bloqueando sua capacidade orgástica.

Crie as circunstâncias apropriadas, exatamente como nas férias

Para ser boa em atingir o orgasmo quando fizer amor com o parceiro, precisa praticar muito e, para praticar, você precisa fazer amor. Recomendo no mínimo uma vez por semana, preferivelmente duas. Com frequência, após passar a fase de lua de mel do relacionamento, os casais acabam descobrindo que fazem amor cada vez menos.

Meu melhor conselho para os casais que gostam de fazer amor, mas raramente o fazem, ou cujo ato sexual é rápido e não uma longa experiência amorosa e sensual que a ajudaria a torna-se orgástica, é criar as mesmas condições do sexo entusiástico que experimentam nas férias.

As pessoas, às vezes, me perguntam por que quando estão de férias o sexo é fantástico com o parceiro, bem melhor do que em casa. E por aqui têm mais facilidade em atingir o orgasmo.

A razão é bastante simples: durante as férias, você está relaxada e sente-se bem. Deseja e consegue fazer amor sem pressa (porque dispõe de tempo), apaixonadamente (porque o calor e a luz do sol fazem-na se sentir sensual) e com muito prazer (porque tempo e paixão se complementam para deixá-la excitada).

Não seria excelente se conseguisse fazer sexo orgástico tão brilhantemente em casa também? Bem, você pode conseguir se, com um pouco de imaginação, criar o ambiente apropriado, mantendo a semelhança com um momento tranquilo em mente. Embora não dê para criar exatamente as mesmas circunstâncias, você pode escolher os principais fatores que tornam o sexo tão fácil e orgástico nos feriados ou nas férias. Colocá-lo em prática na vida real é simples: só depende de você. Há um enorme ganho: você se sentirá melhor com você mesma, tanto no corpo como na alma, mais vivaz, mais confiante, amando mais a você e a seu parceiro também. Mantenha a saúde em ótimos níveis. Para mais detalhes veja o Capítulo 7, mas sempre certifique-se de que as regras básicas a seguir estão sendo obedecidas.

Exercício diário

O exercício diário ajuda a tonificar os músculos, o que a faz sentir-se bem, além de contribuir para melhorar a aparência. Tudo isso é bom para a autoestima e, por sua vez, a deixa mais confiante na cama. Sendo ativa, estimulará uma boa circulação e desenvolverá a rede de vasos capilares que chegam ao clitóris, ao ponto V e à vulva, o que dá mais energia. Os exercícios também liberam hormônios, como a adrenalina, que dá ainda mais energia, e as endorfinas, que a fazem sentir-se feliz e amorosa. Portanto, ande, nade, dance, jogue tênis — faça qualquer coisa de que goste, mas lembre-se de se manter ativa.

Coma bem

Durante as férias, come-se muitos afrodisíacos naturais, como azeite de oliva, saladas, vegetais frescos, alho, peixe e outras proteínas. A paixão precisa ser alimentada com uma boa mistura de nutrientes e vitaminas. Dê ao corpo aquilo de que ele necessita para sentir-se fantástico e, como resultado, você se sentirá super sensual.

Perdoe-me por ser chata, mas não beba muito álcool antes de fazer amor. Sei que você pode beber mais do que de costume, durante as férias, e ainda assim fazer muito amor, mas, se analisar bem, é possível que faça amor após a soneca da tarde ou no intervalo entre o último mergulho da tarde e o jantar. O álcool, ao contrário da opinião popular, não é afrodisíaco. Ele até pode fazê-la se sentir sensual de início, mas em relação a manter o desejo e à excitação, ele se torna logo um sedativo. O melhor é evitar mais que um copo de vinho se for fazer amor.

Saia para pegar ar fresco e luz

A luz do sol traz uma série de benefícios à saúde. Obviamente, atente para não exagerar. Use chapéu, óculos escuros quando o sol estiver ofuscante e um bom protetor solar. Mas tente pegar pelo menos meia hora de sol todos os dias, mesmo no inverno. Além de proporcionar benefícios físicos, vai elevar seu astral e evitar que você sofra de DAS — distúrbio afetivo sazonal — e de baixa libido, que é um dos sintomas desse distúrbio.

Passem tempo juntos sempre que for possível

Nos feriados, a diversão cria uma cumplicidade que faz com que também vocês se desejem sexualmente. Por que não fazer isso em casa também? Fiquem juntos durante o dia — não se isolem —, corram juntos em vez de sozinhos, ou caminhem juntos até a piscina para dar um mergulho ou façam qualquer outro esporte ou atividade de que ambos gostem fora de casa.

Dedique também um tempo para ficarem juntos dentro de casa sem fazer nada além de amor. Sim, você PODE organizar isso. Sua vida sexual vale a pena.

Conflitos e brigas

Uma das características mais comuns de um relaciona mento que pode causar a anorgasmia é a tendência a reagir às diferenças e aos conflitos. Vamos admitir, somos passíveis de discussão e/ou brigas, ou ainda pior, somos capazes de ignorar um ao outro. Mas ainda que os meios de comunicação retratem frequentemente as brigas ou os momentos de silêncio como intensamente excitantes, esse cenário é bem raro na vida real. Em geral, é exatamente o oposto: conflitos e raiva são um desestímulo. E quando finalmente fizer amor novamente, é provável que não tenha um orgasmo, se não desculpar e resolver todos os problemas. A tensão que permanece oculta ou a que você remói por dentro sufoca qualquer capacidade orgástica, talvez porque os hormônios liberados pela raiva e pelo ressentimento impeçam a produção dos hormônios que possibilitam ou ajudam o orgasmo, ou simplesmente porque não consegue entrar no clima, quando ainda está zangada com o parceiro, consciente ou inconscientemente. Pode ainda ser até que você não esteja disposta a relaxar para chegar ao orgasmo porque de maneira alguma vai dar a ele o poder de dar prazer a você.

O conflito entre vocês pode não ser tão óbvio como a briga. Talvez vocês nunca ou raramente discutam, mas sabem que discordam sobre diversos aspectos, e isso a irrita ou a faz sentir que ele está irritado com você. Será que um lida com a irritabilidade do outro simplesmente o ignorando, ou assumindo ser moralmente superior? Ou com ataques sutis, e uma agressividade passiva enquanto fingem ser doces e inocentes um para o outro? Qualquer discórdia e o círculo vicioso do ressentimento, não importa a intensidade, pode ser suficiente para bloquear o orgasmo.

Como terapeuta e colunista de uma revista, dedico muito tempo ajudando casais a resolver seus conflitos. É um componente vital em *todos* os relacionamentos. Para reagir a uma diferença de opinião, cada um deve analisar o ponto de vista do outro e, em seguida, juntos, desenvolver a melhor forma de enfrentar o problema ou tentar chegar a um consenso.

Isso pode funcionar bem. Mas, se vocês estiverem em um relacionamento cujas diferenças a impedem de ter prazer sexual e até um final orgástico, minha experiência orienta para que despreze as diferenças específicas e tente entender a principal causa de suas atitudes com relação à individualidade e à independência do outro.

Frequentemente, tentamos mudar a pessoa que mais amamos. Algumas pessoas, mulheres e homens, fazem isso assim que conhecem alguém. Entretanto, a maioria dos casais curte um período de apaixonamento em que se sentem incrivelmente parecidos em suas preferências e aversões, em seus interesses e pontos de vista. Durante esse período de admiração mútua, não brigam, uma vez que não há motivo para isso porque são muito parecidos. Mas, como sempre acontece, assim que entram na rotina, descobrem que existem diferenças e que não pensam da mesma forma sobre muitas coisas. E, infelizmente, nesse estágio, algumas pessoas tentam mudar seu par, desesperados para restaurar o sentimento de ser um só.

Ele mudou: a história de Carry

Fiquei horrorizada quando percebi que Carl não era aquele homem doce que concordava com tudo que eu falava, e que ele não queria fazer as mesmas coisas que eu. Ele vinha com as ideias mais estúpidas, e nós discutíamos muito. Ele dizia que eu era difícil e que tinha mudado. De repente, ele não queria mais fazer amor comigo com a mesma frequência de antes e, quando fazia, levava uma eternidade para gozar. Percebi que ficava entediada quando fazíamos sexo,

> e zangada porque não conseguia apressar as coisas para ele. Fiquei ressentida por não conseguir mais ter orgasmos e não notei que não era apenas o sexo que havia deteriorado entre nós. Eu estava tão chateada pelo fato de ele não ser o homem que eu havia imaginado que de forma alguma o deixaria achar que poderia me dar um orgasmo.

Carl não concordou em acompanhar Carry na orientação psicológica, mas ela passava para ele o que discutíamos: a necessidade de se verem como identidades completamente distintas, com características boas e ruins. Todos temos dois lados da personalidade, um escondido e um revelado. Reconhecer que o parceiro não é tão perfeito quanto pensava não significa que vocês têm de se separar e irem em busca do par perfeito. Você nunca encontrará essa pessoa — ela não existe! Significa que está na hora de aceitar seu parceiro como ele realmente é, incluindo tudo de que não gosta e também os aspectos que você ama, para, em seguida, deixar o amor e a afeição retornarem à relação, substituindo as reações hostis às características inquietantes por compreensão ou, pelo menos, tolerância. Bom humor ajuda muito. Se conseguirem fazer brincadeiras sutis um com o outro sobre suas falhas, já é meio caminho andado para compreendê-las dentro da relação amorosa como um todo, permitindo que cada um aprecie tudo de que gosta no outro.

Dessa forma, vocês construirão a confiança fundamental de que se amam pela verdade, e não por miragem romântica, e que a compatibilidade e o bom relacionamento têm chances de crescer e se desenvolver. Nem sempre essa atitude é espontânea em um relacionamento. Geralmente, ela é cultivada e introduzida pelos pensamentos carinhosos e amorosos que cada um tem para com o outro no dia a dia, pela decisão de que querem ficar juntos, não importa o que aconteça. É interessante que, quanto mais tolerantes e compreensíveis forem entre vocês, de forma que, "apesar dos defeitos", ambos se sintam amados, mais chances têm de reduzir ou até de se livrarem dos pontos negativos por vontade própria.

Sejam gentis um com o outro: a história de Carry

Era muito simples — mas isso não quer dizer que era fácil! Fiquei horrorizada com o número de vezes que nós dois tivemos de morder a língua por causa de comentários ofensivos como "Não seja tão estúpida" ou "Isso é besteira". E da minha parte, insistindo sem parar para que ele fizesse o que eu queria. Ele percebeu que resistia a fazer certas tarefas simplesmente porque não queria ser um homem subserviente. Levou tempo, mas aprendemos pouco a pouco a ser uma equipe, ao mesmo tempo em que incentivávamos a independência um do outro. Ainda estamos trabalhando nisso, acredito que teremos de fazê-lo sempre. O resultado é que deixamos de ser egocêntricos, que era o fundo do poço, e começamos novamente a sentir prazer com o corpo um do outro e a gostar novamente de sexo. Em vez de esperar impacientemente que Carl gozasse, comecei a entender que podia relaxar e chegar ao clímax para então ter mais orgasmos. Essa mudança de atitude passou a excitá-lo. Hoje, ele goza mais rápido, mas, se levar mais tempo, não tem problema, pois de qualquer maneira estou me satisfazendo.

O hábito de criticar pode inibir o orgasmo

Muitas vezes, mulheres me contam que uma crítica negativa do parceiro durante a relação sexual as impediu de chegar ao clímax. Não só as impediu durante aquele ato sexual, mas para a maioria significou uma interrupção do prazer sexual em geral e, para outras ainda, uma dificuldade persistente em relaxar para chegar ao orgasmo. Algumas até perderam completamente o desejo pelo parceiro.

Uma crítica não significa que ele não goste de fazer sexo com você, trata-se apenas desse ato. Por exemplo, pode ser que você esteja apertando com muita força e precisa diminuir a pressão. Perfeito, faça isso. De qualquer forma, se eu fosse você, pediria a ele que, em vez de dizer que está fazendo algo errado, a guiasse gentilmente para algo que o agrade. E combinem que só dirão "não" ou "não faça isso", se o outro se recusar a ouvir ou seguir a orientação.

As críticas dele me inibiram: a história de Sarah

Estávamos em um momento fantástico na cama, ou pelo menos eu estava e achava que ele também, quando ele falou: "Eu gostaria que você ficasse calada. Não suporto quando você usa esse tipo de linguagem." Sei que posso ser um pouco obscena quando estou excitada, mas meu parceiro anterior dizia que isso o excitava e nunca me ocorreu que talvez o Dave não gostasse. Isso me desestimulou e não consegui gozar. Ele sabia exatamente por quê e pediu desculpas por ter sido tão rude, mas depois falei: "Eu apenas gostaria que tivesse dito de uma forma mais delicada. Em um momento em que eu estivesse menos vulnerável, você poderia dizer que me acha mais sensual quando estou calada. Aí você me diz que não gosta de mulheres falando palavras obscenas, especialmente durante o sexo." Ele reconheceu que o que eu havia dito fazia sentido e desde então temos ouvido um ao outro com mais cuidado, lendo nas entrelinhas, assim, qualquer coisa que possa se tornar um problema é tratado com cuidado, de forma que não ofenda nem estrague o sexo.

Mas e se o parceiro critica algo sem razão ou que não pode ser modificado? Pode ser também outro tipo de agressividade passiva, sobre a qual falamos anteriormente. Ele está usando um comentário maldoso para atingi-la por algo que o está incomodando e sobre o qual não tem coragem de falar.

Ele criticou meu corpo: a história da Ângela

Meu parceiro anterior mencionou acidentalmente, enquanto acariciava meus seios, que eu era uma "tábua, totalmente sem peito".

Fiquei extremamente chateada. Primeiro, fiquei magoada, depois, angustiada, porque me sentia horrorosa, a ponto de pensar em colocar silicone, e então furiosa por ele ter sido tão cruel. Depois disso, não consegui mais fazer amor com ele. Para mim, aquilo

> acabou com a relação. Quando terminei o namoro, ele contou a um amigo que não aceitava sair com uma mulher que tivesse uma carreira de destaque e ganhasse bem mais que ele. Então, entendi a causa daquele comentário depreciativo. Ele estava zangado comigo por algo que eu não poderia evitar: sua inveja e sua própria insegurança. Ele não tinha coragem de dizer isso diretamente e por isso me punia criticando meu corpo.

Como um relacionamento é uma via de mão dupla, se Ângela soubesse como o parceiro se sentia, poderia tê-lo ajudado a valorizar o próprio trabalho e a desenvolver a autoestima a ponto de conseguir aceitar a carreira dela, ainda que fosse diferente da dele. E talvez pudesse ter sido mais sensível observando se criticava indiretamente o poder monetário dela. Tudo está bem para ela agora. Encontrou um homem que está maravilhado por ter uma parceira bem-sucedida profissionalmente e acha os seios dela perfeitos, do jeito que são. Essencialmente, ambos sentem-se à vontade para discutir qualquer coisa que possa afetar o relacionamento deles.

Intimidade e confiança

A intimidade e a confiança andam lado a lado e, em um relacionamento longo, formam a base necessária para os orgasmos. É claro que a excitação que nasce do desafio ou do desejo sexual no início de um relacionamento pode facilitar que se atinja o orgasmo. Mas, cedo ou tarde, o fato de um homem não querer um compromisso sério interrompe a excitação sexual, e o desejo perde seu brilho. A longo prazo, se você não confiar em seu parceiro, começará a se proteger, efetivamente se afastando dele. Essa proteção pode estar relacionada ao desejo de atingir o orgasmo com ele ou pode fazer com que se retraia. Essa retração é reflexo do orgulho ou um instinto natural de autopreservação, dependendo de como está sua autoestima.

Se o seu relacionamento de longo prazo é monógamo por mútuo acordo, para que se tornem e se mantenham verdadeiramente íntimos, você precisa acreditar quando seu parceiro diz que a ama e é fiel, e que ele acredite em você quando disser o mesmo. Caso contrário, haverá um elemento de desonestidade entre vocês, impossibilitando o relacionamento íntimo. E, normalmente, quando a intimidade não existe, para a mulher não existe orgasmo.

Não confiei mais nele após o caso: a história de Beth

Eu ficava imaginando ele falando para a outra que ela era muito especial e dando a ela a impressão de que ia

> me deixar. É isso que as pessoas fazem quando começam a ter um caso, não é? E ficava pensando que, se havia feito uma vez, o faria novamente. Embora o sexo entre nós fosse fantástico, melhor que nunca, perdi o jeito para chegar ao clímax. Eu simplesmente não conseguia chegar ao auge nem se me masturbasse. Fomos juntos para terapia, e nossa terapeuta sugeriu que eu fingisse acreditar nele, quando falava que me amava e que queria ser fiel. Assim, tentei e descobri que me sentia maravilhosa, como se me apaixonasse por ele de novo. Aí pensei que, bem, tenho muito a ganhar se realmente acreditar — era uma questão de decidir confiar nele. Pelo que me parece, ninguém pode saber ao certo se o parceiro será fiel para sempre. Mas o futuro é o futuro. Tudo que podemos fazer é viver o presente, da melhor maneira possível. Portanto, eu confio nele, e isso fortalece nossa relação. Estamos mais próximos do que nunca, e é como se essa intimidade emocional nutrisse a intimidade dos orgasmos, pois voltei a tê-los novamente assim que parei de resistir à promessa de fidelidade dele.

Beth teve muita sorte de receber essa sugestão da terapeuta e de estar disposta a tentar. Realmente, confiar no parceiro e permitir que a intimidade cresça entre os dois é um salto de fé, especialmente se ele já a decepcionou uma vez — mas vale a pena. A confiança o encorajará a honrar sua credibilidade e a ser fiel a você. E mesmo que a relação não seja eterna, enquanto durar, você aproveitará estar ao lado dele e descobrir ou retomar o sexo orgástico.

Cumplicidade

Quando as intimidades físicas e emocionais se combinam, fica mais fácil criar cumplicidade em todas as áreas da vida juntos e entender o que os motiva individualmente.

Familiarizar-se com a personalidade do outro em todos os aspectos emocionais e práticos faz com que atritos hostis sejam menos prováveis, e, caso tenham algum, a compreensão mútua ajudará a encontrar a solução rapidamente. Recordar e renovar o desejo de estarem juntos diariamente também ajudam a lidar com os altos e baixos da vida e da interação de vocês.

Esse enfoque bastante pragmático, de estar bem no relacionamento vai, inevitavelmente, se assim o desejar, aprofundar e expandir a relação física. A gentileza entre vocês, a compaixão, a afeição e a compreensão ajudarão a criar uma alquimia de sexualidade sensual.

E se for ter sexo com a mesma pessoa por muito tempo, é melhor que seja maravilhoso, não é? Isso não quer dizer que tem de ser atlético ou inventivo, nem mesmo variado.

Um sexo maravilhoso é aquele que é extremamente aprazível para ambos. É uma grande bênção da vida e do relacionamento e, sem ele, um de vocês pode ficar aborrecido ou ressentido a partir daí, ambos serão tragados por um torvelinho em direção à desconfiança.

Um sexo maravilhoso não precisa ser orgástico, é claro. Mas, se o clímax é uma possibilidade, por que perder o que é tão prazeroso e também tão bom para o relacionamento? Parece-me que vale a pena polir todas as áreas do relacionamento para ajudá-la a ser orgástica com facilidade e com felicidade.

A vida social tem a ver com o fato de ser orgástica?

A parte do relacionamento de vocês que é vista pelos amigos influenciará a impressão deles de como vivem e do quanto estão felizes juntos. Tudo isso afetará a atitude deles em relação a você, seu parceiro e seu relacionamento, e a atitude deles, por sua vez, poderá influenciar você e o parceiro e, consequentemente, até o relacionamento e a capacidade orgástica.

A energia produzida em cada um é influenciada pelo humor, pela autoestima e pelo clima emocional entre nós e os outros, especialmente com seu parceiro. Quando estamos rodeados por energia positiva, atraímos o mesmo dos amigos. Se formos negativos, atraímos o negativismo dos outros.

Os amigos constantemente conseguem perceber como está sua vida sexual, sensual e emocional e sua cumplicidade com o parceiro. Eles reagirão de acordo, mantendo-se em sintonia com o que sentem. É quase como uma dança, cujo tom pode ser positivo de empatia ou negativo, com hostilidade. Esse efeito pode durar por muito tempo. Se a impressão que seus amigos recebem é a de que há uma ligação amorosa e carinhosa entre você e seu parceiro, vão se lembrar de vocês e tratá-los como um casal unido e feliz. Essa atitude fará com que vocês se sintam bem, encorajará uma maior estima mútua e ajudará a se sentirem sexualmente unidos. É agradável estar em um relacionamento que transparece satisfação aos outros. Vocês ficarão felizes por transmitirem uma impressão verdadeira. Sentir-se bem em relação à cumplicidade é a base perfeita para um sexo maravilhoso, incluindo orgasmos.

Tudo que fazíamos era reclamar um do outro: a história de Sara

Eu fazia minhas amigas rirem das nossas várias discussões porque precisava tirar esse peso dos ombros para me sentir melhor. Fiz isso muitas vezes e suponho que, para minhas amigas, John começou a parecer bem pior do que realmente é. Na realidade, ele é um homem bom, para ser honesta. Só que estávamos muito intolerantes e irritados um com o outro. Mas minhas amigas começaram a enxergá-lo como se fosse um monstro. Aconselhavam-me a me defender e se reuniam a meu redor quando John estava por perto. Quando brigávamos ou discutíamos na frente delas, o que sempre fazíamos, elas automaticamente ficavam do meu lado. Então, comecei a me sentir uma vítima.

Então, um dia aconteceu de minha mãe também estar presente e, ao ver o que estava acontecendo, tomou o lado dele. Depois ela me disse que eu tinha muita sorte de tê-lo, que deveria ser mais amável com ele e que estava sendo desleal ao falar mal dele para as minhas amigas. Minha mãe me disse que, se eu não tomasse cuidado, ele me deixaria. De repente, senti que ela estava certa e me apavorei. Por estar começando a acreditar que John era mesmo a pessoa horrível que minhas amigas e eu havíamos criado, estava me desligando dele sexualmente também. Recusava o sexo na maioria das vezes e, quando fazíamos, deixava claro que na verdade eu não queria. Não havia como chegar ao orgasmo nessas condições, e como essa situação estava se arrastando por muito tempo, devo ter

> ficado sem ter orgasmos por pelo menos dois anos. Eu não tinha culpa. Ele era tão mau comigo quanto eu com ele. Mas, quando minha mãe me fez enxergar a situação em que estávamos, sabia que teríamos de fazer algo radical ou iríamos nos separar.

Sara e John tiveram uma longa conversa e, no fim, o medo dela tinha fundamento. Ele estava cada vez mais desanimado pelas brigas e pelo fato de todos acharem que a culpa era dele. Embora ele achasse injusto, não estava disposto a se defender, e sabia que também havia lutado com as mesmas armas, portanto, ambos tinham culpa. Seguindo a sugestão de uma terapeuta, fizeram uma lista de promessas e, na recepção para celebrar a renovação do compromisso entre eles, juraram cumprir todas elas.

Eles me mostraram a lista:

1. Vou dizer quando me sentir magoado ou zangado e analisaremos juntos a razão.
2. Não culparei ou envergonharei você, mesmo que eu ache que a culpa é sua.
3. Resolveremos juntos qualquer descontentamento justificável que qualquer um de nós possa ter e eliminaremos qualquer diferença que esteja causando problemas.

4. Não criticarei nem porei você para baixo quando estivermos com nossos amigos.
5. Darei o meu apoio e mostrarei minha confiança sempre.
6. Quando discordar de você em algum assunto, mostrarei respeito à sua opinião.
7. Não falarei mal de você pelas costas nem criarei a impressão de que é difícil morar com você ou de que sou mal tratado.
8. Não usarei seu defeito para me fazer parecer melhor.
9. Não usarei minha vida social para ganhar vantagens sobre você.
10. Tratarei seus amigos agradável e gentilmente e, mesmo que não me agradem, tentarei enxergar o que gosta neles.

Você consegue criar cumplicidade?

Essa pergunta tem duas partes: uma é sobre cumplicidade em geral, o tipo que faz de morar juntos um prazer e que possibilita a amizade; outra é sobre a cumplicidade sexual em relacionamentos longos.

A cumplicidade em geral pode ser criada e mantida com esforço e atenção conscientes. Para ilustrar, frequentemente as pessoas conseguem ter bom entrosamento com membros da família com quem normalmente não teriam afinidade se fossem estranhos. Por exemplo, na cidadezinha onde moro, todos nos tornamos amigos porque fomos jogados em uma comunidade distante, ao passo que, se não houvéssemos nos encontrado aqui, provavelmente não estaríamos conectadas da mesma forma, pois somos muito diferentes. Aqui, fizemos esforço para nos conhecermos e gostarmos uns dos outros e conseguimos criar uma rede de relacionamentos de grande diversidade física e emocional.

Mesmo que não goste de alguém no primeiro encontro, ou que em algum momento vocês se provoquem, muitas vezes é possível que um de vocês, ou, de preferência, ambos, preste atenção no que está acontecendo e transforme a impressão negativa em positiva e crie ou renove a cumplicidade entre vocês.

Um casal também pode fazer isso. Trata-se de mostrar interesse um pelo outro, mesmo que você tenha se desinteressado, e de ser gentil mesmo quando não se sente assim. Você sabe que, se tentar, conseguirá pensar em algo positivo para dizer. Não estou falando de ser bajuladora nem servil, mas de ser uma pessoa humana, carinhosa, positiva, generosa, interessada e interessante para o outro. Procure o que ele tem de bom. Lembre-se do que gostava nele quando se encontraram pela primeira vez e ainda estavam se conhecendo. Ainda é possível ver essas qualidades.

A cumplicidade sexual certamente pode ser recriada e, às vezes, criada a partir do zero. Para redescobri-la, tente lembrar-se de como se sentiam. Sinta isso novamente agora, revivendo em sua mente. Lembre-se de como se encantava com ele, adorava seu rosto, seu corpo, sua voz. Como se sentia quando estava perto dele, tocando-o e fazendo amor. O desejo, a excitação e, se você costumava ter, o clímax. Relembre tudo novamente. Agora, quando olhar para ele, veja aquela mesma pessoa. Imagine-se sentindo agora o mesmo que sentia naqueles tempos. Se os sentimentos não começarem a voltar, convide-os na imaginação. Finja que ele é extremamente atraente e que você deseja que a toque e faça amor com você. Enquanto estiverem fazendo amor, finja que se sente como antes. Viver a recriação da atração por ele pode torná-la real novamente.

Esqueci o que me atraía nele: a história de Gerri

Embora tivéssemos uma boa vida juntos, deixei de gostar do meu parceiro Will e achei que teríamos de nos separar porque eu não queria mais fazer amor com ele. Não havia como chegar ao clímax me sentindo

> assim e comecei a temer todo o ritual. Conversando com uma terapeuta, admiti que sempre acabava desistindo dos homens, independentemente da atração inicial. Ela me disse que, depois de um tempo juntos, a atração química sempre diminui, que às vezes ela some completamente e que depende da mente manter a atração e o desejo vivos. Como eu gostava muito do Will e nossa relação tinha muita coisa boa, decidi seguir as sugestões, deixando de pensar em meus sentimentos atuais quando estávamos juntos, mas lembrando e sentindo como era no início da relação. Para meu espanto, funcionou. Ele realmente me excitou, tanto que gozei pela primeira vez depois de um longo período. Pratiquei ser bastante carinhosa e afetuosa em tudo que fazíamos, e ele ficou tão contente que passou a ser romântico e amoroso comigo também, estávamos agindo como namorados. Bem, nós somos. E não é fingimento nenhum, nós realmente somos. Graças a Deus, não dei um chute nele, pois não poderia ter um melhor parceiro e amante.

Ainda com relação a esse assunto, fazer coisas juntos é ótimo para recriar uma boa cumplicidade geral e sexual em um relacionamento desgastado. Kim e Nick estavam tão distantes um do outro que já se perguntavam por que ainda estavam casados. Ele já tinha desistido do sexo, e ela, de tentar seduzi-lo. Ela já estava anorgástica havia algum tempo.

Passar tempo juntos salvou nossa relação: a história de Kim

Tudo mudou quando começamos a fazer palavras cruzadas. Não me pergunte por que fazíamos — nenhum de nós costumava, mas em um fim de semana estava chovendo muito e não havia nada na televisão. Estávamos lendo os jornais do fim de semana e comecei a fazer as palavras cruzadas, lendo as dicas para as respostas que não sabia em voz alta. Não ríamos tanto juntos desde a faculdade, onde nos conhecemos. E, quando conseguimos progredir, não só foi muito gratificante, mas uma satisfação mútua. Eu cheguei a brincar com uma amiga, dizendo que as palavras cruzadas nos reaproximaram de tal forma que estamos fazendo um sexo fantástico e estou atingindo o orgasmo, o que é maravilhoso. Agora, entre nossos amigos, "fazer palavras cruzadas" é um eufemismo para transar. Nick adora a provocação, pois mostra que todos pensam que somos um casal sensual e amoroso — e somos.

Não importa o que façam juntos, desde que os faça rir, enfrentar desafios, ainda que pequenos, desde que os faça confiar nas instruções um do outro, conversar ou os obrigue a ficar fisicamente juntos — e estar unido como casal é o prelúdio para fazer amor orgástico. O riso e a brincadeira funcionam da mesma maneira.

O apoio mútuo

Algum tempo atrás, eu estava em uma festa, e uma mulher havia chegado sozinha, Rennie. Eu não sabia quem era, mas outros do grupo a conheciam e um deles perguntou onde estava o parceiro dela.

— Seu velho cachorro morreu esta manhã, e ele não teve ânimo para sair — respondeu.

— Sinto muito pelo cachorro — eu disse. — Você também deve estar arrasada.

— É triste, mas ele era mais do Mike do que meu, e não faz sentido ficar em casa me sentindo infeliz — respondeu.

Ela parecia e agia justamente de maneira oposta, confirmando o que eu percebera assim que falou que o havia deixado em casa para sofrer sozinho: a relação deles estava vazia.

Vestida para arrasar, ela atraiu rapidamente outro convidado, e eles passaram o resto da noite conversando. Mais tarde, ouvi dizer que começaram um caso naquela noite e que ela trocou quase imediatamente o antigo parceiro pelo novo.

Meses depois, comecei a conhecer melhor e a gostar de Rennie. Ela confirmou o que eu havia ouvido falar, que a negligência e o desdém de Mike haviam pouco a pouco sufocado o amor que tinha por ele. Ela não falou muito, mas ficou claro que deixá-lo sozinho no luto era sua reação a um acúmulo de anos de um discreto e traiçoeiro abuso emocional.

A falta de apoio dele desgastou meu amor: a história de Rennie

Sei que você achou que eu era cruel e desalmada por não ter ficado em casa com Mike naquela tarde, mas eu não aguentava mais. Fazia dois anos que ele não queria mais sexo. Antes disso, eu só fazia porque achava que tinha de fazer. Nunca tive um orgasmo com ele. Quando conheci Sam naquela festa, foi uma atração sexual imediata e não havia como ignorá-la. Cheguei ao clímax com ele nas primeiras semanas, mas éramos totalmente incompatíveis de todas as formas, praticamente. Quando a atração animal evaporou, ele não me excitava mais.

Para ser honesta, ficamos juntos por apenas algumas semanas. Tive alguns relacionamentos casuais depois de Sam, mas continuava sem chegar ao clímax. Achei que nunca mais conseguiria, que havia perdido a habilidade para sempre.

Enquanto isso, continuava seguindo com a minha vida normalmente, colocando-a nos eixos, decidindo lá no fundo o que queria fazer. Entrei para a universidade tardiamente e então fiz treinamentos gerenciais adicionais enquanto trabalhava para uma grande empresa local. Criei uma vida interessante, completamente aprazível para mim. Assim, quando conheci Les, outro macho alfa por reputação, já não era aquela garota que sempre dizia "sim" como era com Mike; eu era um desafio. Nós temos uma ótima relação, muito justa, e nunca fui tão feliz na cama. Qualquer um pode assumir o comando. Somos muito unidos no que quer que façamos, e o sexo é orgástico em todos os sentidos da palavra, sempre. Tomamos cuidado para não ridicularizar nem colocar um ao outro para baixo, como alguns casais fazem. Se um começa, o outro imediatamente avisa. Estamos determinados a não deixar esse tipo de bobagem se estabelecer. Nós nos preocupamos com os sentimentos um do outro e somos cuidadosos para não nos ferirmos. Ele é ca-

> rinhoso comigo, e isso me permite ser doce e menininha — pelo menos de vez em quando! — sem medo de que ele se aproveite e comece a mandar em mim, como Mike fazia. Ele não tem medo de mim, mas eu também não sou fácil, embora, pensando bem, acho que Mike era as duas coisas. Tinha medo de mim, mas me detestava ao mesmo tempo. Nunca fazemos ameaças e sempre tentamos ao máximo ser leais e nos apoiarmos. Se ele estiver sofrendo, fico ao lado dele e sempre ficarei. Ele faz o mesmo por mim. Somos um casal completo, um time.

O apoio mútuo, demonstrado de forma simples ou grandiosa, faz parte da estrutura, do equilíbrio de um relacionamento nutrido por ambos. Precisamos saber que o parceiro está conosco emocionalmente em cada passo do caminho. Isso é fundamental para nossa capacidade orgástica em um relacionamento duradouro, pois relaciona-se à confiança, à intimidade e ao equilíbrio. Sem esse apoio mútuo, tudo fica pelo caminho.

Equilíbrio entre vida pessoal e trabalho

A felicidade para você e seu parceiro tem muito a ver com o tranquilo equilíbrio entre a carreira, os afazeres domésticos, os interesses pessoais e o valioso tempo gasto junto à família.

Por séculos, o costume na maioria dos casamentos era a mulher assumir o estereótipo feminino, e o homem, o papel masculino. Ela tinha emoções, e ele, se admitisse ter alguma, não demonstrava. Alguns casais ainda seguem esse padrão, e, quando satisfaz a ambos, ainda pode funcionar bem. Mas cada vez mais, temos a expectativa de sermos igualmente capazes em todos os aspectos da vida juntos. Ouvimos falar muito sobre os "novos" homens, mas há também novos tipos de mulheres. Hoje em dia, dificilmente a mulher cuida exclusivamente das necessidades domésticas, dos filhos e do marido; em vez disso, queremos um trabalho de que gostamos, independência financeira e social e administrar nossa vida da maneira que queremos. Percebemos que, mesmo sendo totalmente femininas, podemos assumir trabalhos tradicionalmente "masculinos" se desejarmos, e os homens sabem que a masculinidade intrínseca inclui a habilidade de assumir papéis antes considerados "femininos". Eles querem ajudar a criar os filhos, lidar com as emoções e curtir uma profunda e compreensiva intimidade mútua com a parceira.

Um amigo meu, o Jeff, disse: "Na realidade, trata-se de *yin* e *yang*, não é? Somos uma mistura dos chamados traços femininos e masculinos. Idealmente, quando bem equilibrados em cada pessoa e na relação, esses traços resultam em igualdade. É claro que somos diferentes de muitas formas, o que é fantástico, senão, seria muito maçante. Mas, apesar das diferenças, o casal deveria ser idealmente igual."

Graças a Deus, hoje somos livres para explorar e descobrir o equilíbrio particular. Mas como nas últimas décadas nossos papéis mudaram muito, e em muito pouco tempo, ainda estamos nos ajustando, e muitos encontram grandes dificuldades para se adaptar. Nem todos consideram o ajuste ou a inversão de papéis fácil, e, quando há conflitos de poder, eles podem boicotar o desejo, a excitação e os orgasmos.

A solução para o casal é reconhecer os benefícios de equilibrar a individualidade e a igualdade, em vez de lamentar a perda dos antigos padrões. Certamente, tinham seus pontos fortes, mas potencialmente os novos papéis, aos quais ainda estamos nos ajustando e tentando desempenhar, também têm muitos pontos positivos.

Do ponto de vista sexual, há grandes implicações. Livres para gozar de nossa sexualidade e de uma vida sexual independente, e não dependente da vontade do parceiro, ganhamos mais insight e compreensão a respeito do caminho orgástico desde o desejo, passando pela excitação até o clímax. Não há nada de novo em se ter prazer no sexo, mas, no passado, as mulheres foram levadas pela cultura machista a acreditar que só era aceitável tê-lo dentro do casamento. Atualmente, as mulheres ocidentais podem lidar com a sexualidade durante toda a adolescência e vida adulta. E esse certamente é o melhor alicerce para encontrar satisfação sexual e ser orgástica, no sentido mais completo da palavra.

Mudei minha maneira de pensar: a história de Jeff

Minha primeira esposa ficava em casa com nossos filhos, exatamente como nossas mães fizeram conosco — achávamos que era a coisa certa a fazer. Mas ela sentia falta de uma carreira profissional e detestava contar somente com meu salário. Sinto vergonha em dizer que, quando ela tentou falar sobre seus sentimentos, lembro-me de ter gritado: "Por que não pode ser uma mulher normal e simplesmente ter prazer em cuidar de mim e das crianças?" Depois disso, ela deixou de gostar de sexo e, mesmo quando a convencia a fazê-lo, ela não conseguia mais chegar ao clímax. Achei que ela tinha simplesmente deixado de me amar. Agora percebo que, embora nos amasse muito, existiam vários outros fatores da personalidade dela, e ela sentia que todo o equilíbrio havia sido comprometido, presa em casa. Isso desestruturou nosso relacionamento. Agora me parece bastante óbvio, mas naquela época ficamos apenas ressentidos, com a sensação de encarceramento e, com o tempo, a única forma de seguir adiante foi sair do cárcere nos divorciando.

Minha nova parceira e eu dedicamos tempo para ajudar um ao outro com quaisquer altos e baixos e com os desequilíbrios que enfrentamos. Não acho que tenho de ser macho o tempo todo, posso chorar e conversar com ela sobre meus medos. E respeito a habilidade dela em todo o tipo de situações com as quais não sabia lidar no primeiro casamento, pois sentia ciúmes ou me sentia inseguro. Sue e eu sabemos que podemos ser nós mesmos. Nunca precisamos fingir, e eu acredito que isso reflita em nossa vida sexual, pois não existe ressentimento ou uma intenção velada nas nossas personalidades ou na vida em comum. Quando fazemos amor, conseguimos nos concentrar no prazer puro e simples. Se alguma vez ela tiver problemas em chegar ao clímax, juntos tentaremos descobrir o porquê e resolver a questão, mas, atualmente, não há nada que nos preocupe nesse sentido.

É menos provável que as mulheres de hoje, como Sue, atribuam a seus parceiros ou ao relacionamento a responsabilidade por seus orgasmos, como as avós o faziam. Ler este livro já demonstra uma forte autoestima e uma crença na própria capacidade de estimular a sexualidade.

Um dos benefícios de encontrar um bom equilíbrio com um parceiro que seja, como você, bem equilibrado, ou que esteja tentando estabelecer esse equilíbrio, é o conforto do ato sexual. Há um ajuste perfeito, como duas peças móveis de um quebra-cabeça. Arranjar e dedicar algum tempo a isso não é tão difícil, apenas o faça frequentemente, por acreditar que o sexo é desejado e saudável e, quando tiver um orgasmo, é um sinal de que o equilíbrio existe nos instantes de perfeita harmonia e será liberado naquele momento mágico, repleto de felicidade.

Encontrando o equilíbrio perfeito: a história de Sandra

O orgasmo é para mim como se nossos respectivos *yin* e *yang* e nosso relacionamento tivessem se encontrado no meio de um triângulo e se fundido para criar a mais doce energia que se possa imaginar. Só aconteceu comigo depois que encontrei meu equilíbrio interior, e agora está lá com Rob. Acho que sempre nos lembraremos. É como achar ouro, mas um ouro presente potencialmente em cada pessoa e cada relacionamento. Diga aos seus leitores que vale a pena encontrá-lo — funcionou para mim!

Atração

O que a faz sentir atração por uma pessoa? Já sentiu aquele tipo de atração instantânea, em que os olhares se encontram? Se já, foi o olhar ou o corpo da pessoa que a atraiu? Ou você é do tipo de pessoa que gosta de ir devagar, que precisa conhecer melhor o parceiro antes de começar a se sentir atraída por ele?

Sentir uma atração intensa, sem dúvida, pode ser uma grande ajuda para ser orgástica. A forte atração física nos joga direto para o desejo e para cima da curva de excitação e, provavelmente, para um clímax espontâneo. Não há necessidade de praticar técnicas, fantasiar ou remover qualquer espécie de bloqueios. Você simplesmente entrará em uma onda de desejo, prazer e satisfação.

Essa emoção é fantástica, e você entenderá por que as pessoas ficam entusiasmadas com ela. Mas esse tipo de atração animal precisa vez ou outra, ser respaldada por um verdadeiro apreço e amor recíprocos e, com certeza, de uma boa técnica, porque até mesmo o melhor sexo do mundo, embora deteste dizer isso, pode se tornar repetitivo e talvez até entediante.

E, certamente, o que atraía você a seu parceiro e vice-versa pode não resistir automaticamente. Não ajudará em nada sua vida sexual se ficar pensando: "Meu parceiro era atraente, mas está ficando largado", ou se você mesma relaxou e não consegue mais se sentir bonita.

Nós dois paramos de nos cuidar: a história de Ling

Quando começamos a sair, éramos um casal de excelente aparência. Embora não ligasse para moda, Tim se esforçava para vestir-se bem, e eu nem sonharia em sair desarrumada ou sem maquiagem. Alguns anos mais tarde, não precisei mais me vestir bem para ir ao escritório, pois trabalhava em casa para ficar perto de nossos dois filhos. Assim, ficava mais fácil usar roupas velhas durante o dia, pois não importava se sujassem ou ficassem cobertas de tinta ou massinha. Durante um tempo, ainda trocava de roupa depois que as crianças iam dormir, mas às vezes não dava tempo, e logo nem me dava mais o trabalho de me trocar. Tim foi pelo mesmo caminho e, quando ficava em casa, usava uma roupa de ginástica velha. Pouco depois, paramos de flertar, trocar carinhos e, por fim, paramos por completo de nos atrair sexualmente.

O seu conselho para que nos esforçássemos por parecer atraentes um para o outro não só ressuscitou nossa vida sexual como fez uma grande diferença. Pensando bem, não foram as roupas e a volta de nossa boa aparência, ainda que isso tenha feito com que nos sentíssemos bem um com o outro. Foi o fato de estarmos nos esforçando um pelo outro que resultou em um estímulo surpreendente e nos fez prestar atenção no outro novamente, como quando me dizia, após eu trocar de roupa e colocar um pouco de maquiagem: "Você está linda, vem aqui para eu te fazer um carinho." Tornamos a direcionar nossa atenção para a parte física novamente. A antiga atração ainda existia — ao negligenciá-la, a deixamos na hibernação, apenas isso. De agora em diante, sempre a manteremos acordada. De alguma forma, a combinação de relaxar juntos, e com prazer, sexualmente atentos à aparência um do outro também me fez orgástica, algo que tentava havia anos, sem sorte.

O cuidado com a aparência pode funcionar mesmo que nunca tenha havido uma forte atração física — funciona até se nunca tiver havido nenhum tipo de atração. Mas é necessário que você goste do corpo dele e que esteja muito próxima emocional e, em especial, fisicamente.

Uma amiga minha pensa da seguinte forma: "Você tem de gostar do cheiro dele. Se conseguir beijar a pele do braço, digamos, sentir o cheiro do corpo dele e gostar, tem aí a base de uma atração sexual. Gosto tanto do cheiro do meu parceiro que, se ele tiver de viajar, guardo uma camisa sem lavar e enfio o rosto nela apenas para sentir seu cheiro. Não ria, mas adoro beijar as axilas dele, o cheiro de suor fresco realmente me excita."

Acho que ela está certa. Gostar do cheiro do corpo de alguém é um elemento atrativo importante, além, é claro, da questão dos feromônios: o cheiro que não conseguimos identificar conscientemente, mas que, ainda assim, é muito importante para a atração sexual.

Então, se gosta de um rapaz e do cheiro dele — e refiro-me ao cheiro natural da pele, do suor e do hálito, esse é o fundamento básico sobre o qual será possível criar a atração, caso não a sinta de imediato. Idealmente, crie, em primeiro lugar, uma boa cumplicidade emocional, isto é, tornem-se amigos, se possível, descubram uma mútua compreensão espiritual, divirtam-se fazendo atividades juntos e em grupo. A partir daí, use a imaginação, como falei antes, para fantasiar como seria estar fortemente atraída por ele e vá em frente.

A atração é preciosa — cuide bem dela.

Capítulo 7

Saúde e bem-estar

Precisamos nos sentir bem fisicamente para desfrutar de uma vida sexual ativa e orgástica. Isso não quer dizer que uma saúde prejudicada impede que o sexo seja prazeroso. Na verdade, ela pode ajudá-la a ter um prazer melhor que nunca, ao fazê-la pensar em maneiras de contornar as dificuldades que sua condição atual impõe.

Mas você precisa rever e administrar os problemas de saúde para que possa continuar a fazer amor sozinha ou com um parceiro; caso contrário, eles podem se tornar problemáticos demais, a ponto de bloquearem o desejo, a excitação e o clímax.

Por isso, verifique as possíveis dificuldades e aprenda como pode resolvê-las ou contorná-las quando estiver fazendo amor.

Sexo doloroso

Se você sentir dor durante as preliminares ou durante a relação, isso certamente a desestimulará e tornará o orgasmo praticamente impossível. A boa notícia é que esse problema pode ser resolvido com as técnicas de autoajuda descritas a seguir, mas consulte um médico primeiro, para verificar se o que está causando o problema não é uma doença.

Diminuição da elasticidade e vaginismo

Vaginismo é a tendência a ter um espasmo vaginal que parece fechar a entrada para a vagina. Acontece frequentemente com jovens mulheres quando fazem sexo pela primeira vez e ficam muito nervosas. No entanto, também pode acontecer por outras razões, como uma experiência anterior do sexo doloroso, um trauma físico ou emocional, como um aborto espontâneo, um parto complicado, talvez com uma episiotomia,* ou abuso sexual. A diminuição da elasticidade vaginal pode ocorrer simplesmente porque você está muito cansada, não deseja fazer sexo por alguma razão, está na pós-menopausa, sofreu lacerações durante o parto ou teve uma episiotomia muito agressiva. O vaginismo e a diminuição da elasticidade podem fazer a penetração parecer impossível ou extremamente difícil, e pode doer muito se o parceiro forçar a entrada do pênis

---

* Episiotomia é um corte feito na região entre a vagina e ânus, a fim de facilitar a passagem da cabeça do bebê. (*N. da R.*)

ou dos dedos. Com a lembrança da dor e o nervosismo, torna-se praticamente impossível fazer novas tentativas sem a autoajuda.

O que você pode fazer

Procure tratamento para qualquer motivo que possa estar lhe causando dor. Em seguida, aos poucos, pratique, a fim de preparar-se para a penetração e acostumar-se a ela, reservando um tempo para se autoestimular diariamente (ver Capítulo 3).

A seguir, há dois exercícios que podem ajudá-la a se preparar e a relaxar a vagina.

Preparando-se para a relação sexual

Exercício 1

1º passo: Deite-se na cama, aplique bastante lubrificante e pratique introduzir um dedo na vagina.

2º passo: Assim que estiver à vontade com um dedo, tente introduzir dois. Mantenha-os parados, concentre-se no que está sentindo. Respire devagar e profundamente, relaxando todas as partes de seu corpo.

3º passo: Quando estiver confortável, abra delicadamente os dedos, sentindo o espaço que a vagina tem. Lembre-se de que ela foi projetada para se expandir.

Exercício 2

1º passo: Quando estiver em uma banheira de água morna, um bom exercício é deitar com as costas no fundo da banheira e com os pés na direção do quadril.

2º passo: Agora, introduza um dedo e mantenha a entrada da vagina apenas um pouco aberta, para permitir que entre um pouco de água. Relaxe e permita que os músculos em torno da vagina relaxem. Sentirá a vagina inchar ligeiramente.

3º passo: Agora retire o dedo e solte a água fazendo força (como se estivessem tentando urinar).

4º passo: Faça o exercício novamente, flexionando desta vez o músculo PC contra o dedo antes de expelir a água.

5º passo: Continue fazendo o exercício algumas vezes para familiarizar-se com a flexibilidade da vagina e com a maneira de relaxá-la facilmente (também é uma boa forma de exercitar o músculo PC).

Assim que conseguir fazer esse exercício confortavelmente, tente fazê-lo quando estiver se masturbando. No começo, espere até estar extremamente excitada. Então, perceba como foi mais fácil do que quando fazia isso sem a preparação. Se tiver um parceiro, faça o exercício quando estiver muito excitada com ele e, depois de verificar que a entrada vaginal está pronta e elástica, guie-o para dentro. O essencial, como sempre, é estar muito excitada e usar bastante lubrificante.

Terapia clínica

Em um atendimento clínico durante meu treinamento em terapia sexual, observei o médico especialista nessa área tratar casos de vaginismo. Embora as pacientes estivessem compreensivelmente tensas, e não excitadas, após aplicar lubrificante ele introduzia gentilmente um dilatador de circunferência pequena. Geralmente, para o espanto das pacientes, com boa lubrificação e extremo cuidado, ele conseguia facilmente fazer o que, para elas, parecia impossível sem dor. Nas consultas posteriores, ele repetia o exercício com dilatadores maiores. A delicadeza, uma boa lubrificação e um cuidado extremo fizeram o que as pacientes achavam impossível, de maneira fácil e indolor. Por fim, ele pedia a elas que praticassem em casa, com os dedos, e que, assim que estivessem totalmente confortáveis com a penetração, fizessem sexo com o parceiro e guiassem o pênis para dentro delas.

Esse roteiro de autoajuda é realizável e eficaz. No entanto, se tiver problemas emocionais ou mentais profundos que a impeçam de relaxar e de se acostumar com a elasticidade da vagina, a terapia sexual pode ser útil.

Uma observação a mais sobre a diminuição da elasticidade pós-menopausa

Após a menopausa, a vagina tende a perder sua elasticidade natural se não tivermos relações sexuais regularmente. Muitas mulheres descobrem que os exercícios descritos, muitas vezes, estimulam de forma gradual uma flexibilidade renovada, de modo que conseguem ter relações sexuais com conforto novamente. Se você não conseguir, apenas explique a seu parceiro que não é mais tão fácil, de modo que ele saiba que não se trata de não gostar mais dele ou da relação sexual. Sexo sem penetração é imensamente prazeroso e, se ambos estiverem tendo muito prazer com a masturbação e o sexo oral, podem ficar amplamente satisfeitos e realizados. Mas evite simplesmente dizer não à relação sexual — explique a ele o que está acontecendo.

Laceração vaginal durante o parto ou episiotomia

São necessárias algumas semanas, e possivelmente meses, para que uma laceração vaginal durante o parto ou uma episiotomia esteja recuperada o suficiente para que haja relação sexual. Enquanto isso, se desejar fazer amor, peça ao parceiro que evite a região em torno da entrada vaginal e que se concentre na área do clitóris, ou seja, a área que envolve o capuz, a glande do clitóris e o ponto V (ver capítulo 5). Se, após alguns meses, ainda estiver muito dolorida para ser tocada, e principalmente para a relação sexual, consulte um ginecologista. Pode ser que necessite de algum outro procedimento para alargar a entrada o suficiente para permitir uma relação sexual agradável novamente.

Enfermidades

Há muitas outras razões que podem explicar a dor durante a relação sexual. Pode ser por causa de infecção vaginal, herpes ou algum problema semelhante no colo do útero, irritação na bexiga, ou inflamação da pélvis, ovário cístico, pólipo no útero ou um fibroide na cerviz uterina, prolapso, câncer no ovário ou no útero, intestino irritável ou endometriose. O tecido cicatrizado acima da vagina após uma histerectomia também pode causar dores durante a relação sexual.

Talvez você seja alérgica ou sensível a algum produto: pode ser uma marca específica de camisinha, espermicida ou lubrificante. Pode até ser algum produto que você esteja usando no banho ou para lavar as roupas.

Meu problema era uma dolorosa hipersensibilidade da pele: a história de Beth

Tentava deixá-lo ter relações sexuais comigo, mas era tão desconfortável que seria impossível ter um

> orgasmo. Eu só conseguia pensar na dor. O médico sugeriu que eu parasse de usar sais de banho ou sabonete em gel e me lavasse simplesmente com sabonete neutro, enxaguando a área uma vez por dia com água ligeiramente salgada. Ele sugeriu também que eu usasse um sabão neutro para lavar minhas calcinhas, para o caso de o detergente ser o culpado. O problema desapareceu quase imediatamente, por isso acho que o que eu tinha era algum tipo de reação alérgica.

Nunca se deixe coagir a ter relações sexuais se achar que será doloroso. Os exercícios de alongamento sugeridos e a familiarização com eles garantirão que você estará pronta para ter relações sexuais — só então vá em frente. Não vale a pena arriscar ou tolerar a dor, porque ela fará com que deixe de gostar de sexo e não ajudará em nada sua capacidade orgástica. Vale muito a pena esperar até estar preparada para ter relações sexuais de novo, relaxar e ter prazer, completamente sem dor.

Lembre-se também de que, caso sinta qualquer tipo de dor durante a relação sexual, apenas um médico pode diagnosticar corretamente, portanto, é importante que consulte um se a dor persistir.

Controlando a dor causada por uma doença ou deficiência física

A dor crônica não tem de inibir o prazer do sexo, mas frequentemente nos tira todo o desejo. E se insistirmos, incomoda tanto que atingir um orgasmo fica fora de cogitação.

A boa notícia é que o prazer sexual e o orgasmo são anestésicos naturais se tivermos atitude mental e habilidade para desfrutar deles. Mas algumas vezes simplesmente não temos essa habilidade — dependendo de como a dor, nosso humor e os níveis de energia estão nos afetando. Para algumas pessoas, uma enxaqueca, por exemplo, pode fazer com que se sintam imprestáveis a ponto de qualquer atividade, o sexo principalmente, se tornar intolerável. Outras descobrem que, mesmo quando se sentem horríveis, o sexo pode aliviar a dor e outros sintomas — e até curá-los completamente. Isso pode depender, também, do estágio da dor de cabeça — se estiver no começo, a melhora do humor, o relaxamento e o aumento da circulação que o sexo e o orgasmo propiciam podem minimizar a crise antes que ela se instale.

Se obrigar a fazer sexo ou se pressionar para atingir um orgasmo contra a vontade não é uma boa ideia. Só faça amor sozinha ou com seu parceiro quando *você* desejar ou quando, embora não se sentindo bem, você achar que o prazer sexual a fará sentir-se melhor emocionalmente por fazê-la esquecer a dor, o desconforto e talvez também proporcione um alívio físico.

Portanto, se você tem alguma doença ou condição que provoque dor crônica ou recorrente, mas, mesmo assim, deseja desfrutar de uma vida sexual prazerosa, é importante se conhecer, conhecer a doença e a natureza da dor para aprender o que se pode fazer a respeito. Há um livro brilhante e abrangente, intitulado *Manage Your Pain,* listado na seção Recursos úteis (pág. 253) que dá conselhos referentes à administração da dor.

Quando o sexo é dificultado por um problema físico que torna determinado movimento ou pressão dolorosos ou desagradáveis, experimente com cuidado, parando imediatamente se sentir desconforto.

Sozinha, dedique algum tempo para tentar achar uma posição mais confortável, seja deitada ou sentada. Divirta-se com seu parceiro, tentando descobrir como podem se encaixar de maneira que ambos se sintam relaxados e confortáveis. Se parecer impossível, lembre-se de que podem ter mais prazer se alternarem os movimentos enquanto fazem amor, em vez de tentar se movimentar em sincronia. E lembre-se, quando for a sua vez de deitar e se concentrar nas sensações e ondas de prazer, você deve, gentilmente guiá-lo para o toque que prefere, se ele não estiver seguro (ver Capítulo 5).

Para mais conselhos, procurem um fisioterapeuta para descobrir as melhores posições para vocês.

Secura

Quando a mulher não consegue se lubrificar naturalmente, pode acabar pensando que falta a ela sexualidade de alguma forma, e isso não é nada bom para a libido e para a capacidade orgástica. Mas, na realidade, isso não tem nada a ver com o nível de sexualidade. Uma gama muito variada de problemas influenciam a lubrificação, e muitas mulheres, ainda que femininas e sensuais, simplesmente não produzem lubrificação suficiente.

Sem tratamento, a secura torna as relações sexuais definitivamente desconfortáveis e, mesmo sem penetração, o prazer clitoriano e vulvar são beneficiados pela sensação de elasticidade e suavidade provenientes de uma boa lubrificação.

Portanto, se sua vagina não tende a produzir lubrificação suficiente, identifique o motivo e, se possível, solucione o problema. Se você for uma das muitas mulheres que simplesmente não produzem o bastante, compre um lubrificante e espalhe generosamente sempre que se masturbar ou fizer amor com o parceiro.

A secura pode ser causada por alguns problemas psicológicos, de baixa autoestima a depressão. Leia as seções pertinentes ou consulte um terapeuta para ajudá-la a identificar e chegar ao âmago das questões que a estão preocupando para que você possa resolvê-las. Muitas doenças e medicamentos têm a secura como efeito colateral e, se essa for uma possibilidade, é melhor consultar um médico. As oscilações hormonais durante as fases do ciclo menstrual ou após a menopausa são a causa mais comum para a secura vaginal.

Estar seca não significa necessariamente não estar excitada ou que você não atingirá o orgasmo. Não significa que não é sensual, que você ou seu parceiro não está lhe dando prazer suficiente. Mas, se ficar preocupada com esses detalhes, é possível que a secura a impeça de se excitar ou de atingir o orgasmo. Portanto, lembre-se de que algumas mulheres não conseguem se lubrificar naturalmente, por maior que sejam o desejo ou a excitação e por mais que tenham orgasmos. Mas, certamente, estar bem lubrificada é sensual porque a faz se sentir bem, aumenta muito o prazer sexual e, consequentemente, os orgasmos, então aplique uma boa quantidade de lubrificante e reaplique com frequência: assim não fará nenhuma diferença se você consegue produzi-lo ou não.

Equilíbrio hormonal

Discorde de qualquer pessoa que diga que os hormônios não inibem a libido e a capacidade orgástica — eles certamente o fazem. Estar ciente de quaisquer ondas regulares de prazer pode ser muito útil para aproveitar sua libido ao máximo, e lidar de forma construtiva com as fases irregulares permite que problemas da libido ou da excitação sejam evitados ou suavizados.

Beneficie-se do ciclo natural

Conheça bem seu ciclo e aproveite ao máximo os dias em que estiver ovulando para fazer amor, pois provavelmente é nesse período que se sentirá mais sensual e, desse modo, se excitará e chegará ao clímax mais facilmente.

Alguns tipos de pílulas impedem a ovulação, mas de qualquer forma os hormônios continuarão fazendo com que o corpo reaja dentro de um padrão, e é bem provável que, no meio do ciclo, se sinta particularmente sexy por alguns dias. Se isso acontecer, aproveite essa sensação e se inspire para fazer amor. Essa pode ser a hora mais adequada para atingir o orgasmo.

Conheça seu ciclo: a história de Gina

No meio do ciclo, quando estou ovulando, minha libido aumenta durante alguns dias. Sinto-me muito, muito sensual e fico mais orgástica que o normal — embora nunca fique desesperada por sexo como algumas mulheres, sinto como se precisasse de *pelo menos* um orgasmo por dia durante esse período.

Logo antes e durante o período menstrual

Pouco antes do período menstrual, muitas mulheres sofrem da tensão pré-menstrual, quando os hormônios tendem a variar mais acentuadamente que em qualquer outro período do mês. Se, durante esse período, você costuma ficar desanimada e sem nenhum desejo sexual, tudo bem. Mas vale a pena tentar fazer amor nesse intervalo, pelo menos uma vez, se nunca tentou. Pode ser que você descubra ser uma daquelas mulheres surpreendentemente receptivas ao prazer uma vez vencida a barreira do humor. Lembre-se de que, se você não gostar, o sexo oral e as relações sexuais não são necessárias nesse período do mês. Divirta-se somente com a manipulação do clitóris e com o toque no ponto V. Se tiver cólicas ou dores abdominais, um orgasmo poderá fazer com que você esqueça delas por algum tempo, talvez até deixando-as mais moderadas depois.

Gravidez

Evite fazer suposições sobre como deve ou não se sentir na gravidez. Algumas mulheres perdem o interesse por sexo em determinados períodos da gravidez, especialmente durante os primeiros meses, quando têm náuseas e, no fim, quando se acham enormes. Siga os conselhos do médico quanto à possibilidade de fazer sexo e, se a resposta for positiva, sugiro que experimente, pois pode descobrir que é muito prazeroso.

Muitas mulheres se sentem excepcionalmente femininas durante a gravidez, e a libido dispara. Se você desejar a penetração ou se sua barriga a tornar incômoda ou impraticável, tanto a masturbação quanto o sexo oral são ótimas alternativas.

Após o parto

Os médicos aconselham esperar até o primeiro exame pós-parto (geralmente seis semanas depois do nascimento do bebê) antes de ter relações sexuais e enfatizo: *pelo menos.* Se tiver sido lacerada durante o parto ou se precisou de uma episiotomia, os tecidos dentro e em volta da vagina precisarão de bastante tempo para se recuperar do trauma e podem demorar mais de seis semanas para sarar. E até que melhorem, não há como estar preparada para a relação sexual, o que não significa que não possa fazer sexo sem penetração, como a masturbação ou sexo oral. Mas, evidentemente, é essencial tomar muito, muito cuidado para não fazer algo que afete a região dolorida da vagina, portanto, seja muito gentil e assegure-se de que o parceiro também o seja. Escute sua mente e seu corpo. Fique contente, esperando o desejo retornar ou ressurgir e, enquanto isso, estimule-o com amor, pensamentos eróticos e fantasias.

A amamentação pode ou não fazê-la sentir-se sensual. Se descobrir que dar de mamar ao bebê a excita sexualmente, aproveite e "mantenha" o sentimento ao fazer amor sozinha ou com seu parceiro assim que o bebê dormir. É possível que se descubra surpreendentemente orgástica.

Depressão pós-parto

Mais uma vez: nunca se obrigue nem se deixe coagir a fazer sexo se não desejar. Mas encoraje-se a tentar, sozinha ou com o parceiro, porque os hormônios do bem-estar que o prazer sexual e os orgasmos liberam a livrarão da depressão, pelo menos naquele momento, e possivelmente terão um efeito prolongado.

Superando a depressão pós-parto: a história de Kelly

No geral, seja muito gentil e amável consigo mesma e busque o máximo de apoio e ajuda possível de seu médico, de sua família, de seus amigos e vizinhos. Lembre-se de que a maioria das pessoas fica muito feliz por poder ajudar, mas não gosta de "interferir" se não for solicitada — logo, não hesite em pedir auxílio. Lembre-se também de que a maioria das pessoas compreende que muitas vezes é difícil ser mãe de primeira viagem; sabem da possibilidade de depressão pós-parto e podem ser solidárias e estar ansiosas por serem úteis. Quanto ao sexo, não fique ainda mais deprimida se perdeu completamente a libido. A maioria das novas mães de nosso grupo a perdeu por um tempo. A boa notícia é que fiquei muito feliz quando parei de ficar deprimida e finalmente me senti sensual de novo e tive meu primeiro orgasmo. Era como se meu corpo me desse um enorme abraço para dissipar completamente os últimos vestígios da depressão.

A menopausa e outros períodos potenciais para o distúrbio hormonal

Mesmo após a menopausa, quando os hormônios já se estabilizaram, pode haver uma alteração mensal durante a qual você pensa em sexo mais do que o normal e deseja fazer sexo espontaneamente. Poderá até se excitar e chegar ao clímax com menos esforço do que o normal.

Escute seu corpo: a história de Claire

Só recentemente comecei a ter orgasmos e, quando estou fazendo sexo com meu parceiro, levo, em geral, cerca de meia hora. Mas ontem eu estava sozinha em

> casa, fiquei um pouco excitada e fantasiei que estava me dando um orgasmo. Não tinha muito tempo, portanto achei que não seria capaz, mas fui em frente assim mesmo. Concentrei-me exclusivamente no ponto V e no monte de Vênus, apertando, pulsando e dando uma pausa, conforme sua sugestão, e comecei a ficar excitada quase imediatamente. Para meu espanto, após o que me pareceram apenas alguns minutos, com certeza não mais que cinco, percebi que estava chegando ao ápice. Por um momento entrei em pânico com medo de perder essa sensação, mas disse a mim mesma que não importava — que eu deveria aproveitar. Dei uma pausa, contei até três, voltei a pressionar suavemente, e tive o melhor orgasmo da minha vida, sem o menor esforço. Se eu não tivesse dado atenção àquele pensamento de me autoestimular, poderia ter perdido o orgasmo.

Preste atenção em como se sente e, se está se sentindo sensual e bem, então aproveite e faça sexo. Os orgasmos são sempre mais fáceis quando nos sentimos bem. Algumas pessoas são suscetíveis às mudanças sazonais e de pressão atmosférica. A luz do dia e o sol estimulam algumas das vitaminas que proporcionam bem-estar e que, por sua vez, ajudam a produção e o equilíbrio hormonal.

Esteja sempre atenta a como responde ao mundo e às condições à sua volta, e aos ritmos e ciclos naturais do corpo.

Durante a menopausa, e possivelmente nos momentos de doença ou se não estiver se alimentando muito bem, é possível que seus hormônios estejam se reajustando.

Minha libido mudou: a história de Lin

Não sei para onde foi a minha libido durante a menopausa. Pensei que ela tinha acabado e que eu nunca mais desejaria fazer amor novamente. Não conseguia nem mesmo atingir orgasmo e, pela primeira vez na vida, fingi ter um com meu parceiro. Depois, cheguei ao ponto de ter aversão total a fazer amor com ele. Felizmente, ele é médico e ficava me dizendo: "Não se preocupe, isso é normal. Um dia você se sentirá sensual novamente, e não quero perdê-la, mesmo que não volte a se sentir." Ele foi muito gentil e, embora eu não acreditasse totalmente no que ele dizia, esperava poder voltar a me sentir assim. Fiz tudo o que era certo fazer, como ter uma alimentação saudável com bastante verduras e frutas e me exercitar todos os dias, o que fez com que eu me sentisse melhor de forma geral. Escutei meu marido e parei de me preocupar com a inexistência da minha libido. Levei alguns anos e, então, de repente, tinha um sonho erótico, ou me pegava pensando em sexo novamente. Não fico mais molhada, mas como sempre usamos muito lubrificante, tudo está de volta ao normal. Na verdade, acho que meus orgasmos são até melhores do que antes, talvez porque eu os valorize mais agora: eles são muito especiais!

A variação hormonal pode ter um impacto tão grande no humor e na libido que é fácil imaginar que estamos à sua mercê. Mas tem muita coisa que podemos fazer para ajudar o corpo a minimizar o distúrbio hormonal e seus efeitos em nossos corpos e mentes, incluindo a libido e a capacidade de sentir prazer. Meu melhor conselho, vindo da minha experiência, é não desistir do sexo se os hormônios inibirem a libido; mantenha-se em contato com sua sensualidade, mesmo que esteja completamente avessa ao sexo, se massageie e se acaricie ou, se possível, peça ao parceiro ou a um massagista para fazer uma massagem em você.

A massagem ajudou a me tornar orgástica: a história de Tracy

A reflexologia fez com que eu continuasse me sentindo sensual e, um dia, enquanto estava sendo massageada na cabeça, me veio o pensamento de que gostaria de ir para casa e me masturbar. Fiz isso sem nenhuma expectativa, pois nunca tivera um orgasmo, portanto, não achei que o teria, mas tive meu primeiro clímax.

O que quer que seus hormônios estejam aprontando, você ainda é uma mulher sensual e sexual. Acredite nisso e estimulará seus hormônios a agirem rapidamente para motivá-la a sentir prazer com o sexo novamente e se tornar orgástica.

A Terapia de Reposição Hormonal (TRH) é uma boa ideia?

Muitas mulheres acham que a TRH ajuda muito no alívio dos incômodos sintomas da menopausa, como nos repentinos calores, e também no controle da irritabilidade e da fadiga — problemas capazes de fazer o sexo parecer indesejável. Devo salientar que o início da TRH traz alguns riscos à saúde, como, por exemplo, aumento da probabilidade de desenvolvimento de um câncer de mama. Entretanto, embora muitos médicos considerem o uso por um curto período — de um a dois anos — apropriado para o alívio dos sintomas insuportáveis da menopausa, geralmente, o uso a longo prazo é contraindicado por aumentar o risco de problemas de saúde. De qualquer forma, os sintomas relativos a humor, fadiga e termostato (veja Ajuste seu termostato, pág. 235) desaparecem cerca de um ou dois anos após a menopausa. Se sua vagina permanecer seca, e seus tecidos, frágeis, o médico pode sugerir que use ocasionalmente um gel de estrogênio, anel ou pessário para ajudá-la. Se esse não for o tratamento recomendado ou se ele lhe deixar apreensiva, a solução mais fácil é encontrar um lubrificante de que goste (veja Recursos úteis, pág. 253) e se habituar a aplicar um pouco antes e durante o sexo caso se sinta ressecada.

Uma alternativa que alivia os sintomas da menopausa de muitas mulheres é a progesterona natural e, embora haja pouca evidência científica de que ela funcione, muitas usuárias afirmam que sim. Há ainda quem defenda a eficácia de suplementos homeopáticos nutricionais ou outras terapias complementares.

Como surgem novas pesquisas e descobertas a todo momento, sempre sugiro que consulte um médico *e* pesquise sobre tratamentos holísticos para obter informações e conselhos mais atuais e abrangentes.

A TRH me ajudou a recuperar a libido: a história de Jill

Antes de iniciar o tratamento da TRH, os sintomas da menopausa estavam me afastando do sexo. Quando fazíamos amor, desejava que meu parceiro gozasse bem rápido para que pudesse ir logo dormir e por meses não consegui atingir o orgasmo. Meu parceiro se cansou de minhas constantes recusas e do fato de eu não atingir o orgasmo nas poucas vezes que fazíamos amor. Por fim, ele me deixou, convencido de que eu não gostava mais dele. Eu fiquei desolada, achando que nunca mais encontraria alguém. Por ter ficado muito cansada e esquecida, nem me dava o trabalho de me autoestimular. No fim, meu médico receitou a TRH, e, em poucos dias, eu estava como nos velhos tempos. Comecei a sair mais, minha vivacidade voltou e, para meu espanto, descobri que os homens ainda se interessavam por mim. Tive três amantes em um período de cerca de quatro anos, quando encontrei alguém muito especial com quem decidi ficar para sempre.

Atualmente, o sexo é tão bom como nos anos férteis. Acontece que, durante a menopausa, antes da TRH, eu não tinha energia nem desejo para começar uma relação — muito menos para persistir até atingir o orgasmo. Agora tenho vontade e consigo chegar lá. Meu médico me aconselhou a tentar parar com a TRH, mas quando parei, todos os velhos sintomas voltaram. As formas vaginais da TRH foram elaboradas para ajudar apenas em casos de secura e falta de elasticidade, que não eram os meus problemas, portanto não adiantava usá-las. Expliquei ao meu médico que conhecia os riscos à minha saúde e os aceitava, pois valia a pena pelo meu prazer sexual.

A TRH pode aumentar a libido e a capacidade orgástica?
Embora em algumas formas e circunstâncias a TRH aumente a lubrificação natural e ajude os tecidos vaginais a reter ou recuperar a força e a elasticidade, essa terapia não aumenta diretamente a libido ou o prazer do sexo. No entanto, se a TRH fizer com que a sensação térmica diminua, a penetração vaginal fique mais fácil novamente e você se sinta menos cansada, provavelmente desfrutará mais do sexo e, portanto, será também mais orgástica.

Contudo, a reação aos hormônios depende da existência de receptores ativos sensíveis aos hormônios e dos níveis da própria produção hormonal e da concentração hormonal da TRH nas células. Por isso, devem ser feitas considerações médicas e alimentares sobre a atividade ou a inatividade dos receptores. Há também algumas evidências de que o equilíbrio entre diferentes hormônios afeta a potência de cada um deles, pois trabalham em sinergia. Em outras palavras, são interações extremamente complicadas!

Eu concordo com o conselho médico que é melhor não usar TRH oral por muito tempo e estar ciente de que mesmo os produtos de estrogênio intravaginais têm alguns riscos.

O mais importante é encontrar uma maneira de manter a vagina bem lubrificada, elástica e firme, o que é importante para o conforto pessoal em geral e para o aproveitamento do prazer sexual, ainda que você não queira mais fazer sexo com penetração.

Cuidar de sua vagina faz parte dos cuidados com sua saúde. Ame seu corpo, ame-se, ame sua vida sexual e aproveite toda oportunidade possível para se tornar e ser orgástica. Leia também a seção sobre vaginismo e diminuição da elasticidade, na pág. 185, que apresenta sugestões de como evitar ou minimizar os efeitos do desequilíbrio hormonal.

Mantenha a elasticidade de sua vagina

Após a menopausa, se você não tiver relações sexuais ou não usar um consolo regularmente, a vagina perderá a elasticidade, o que pode dificultar ou mesmo impossibilitar a relação sexual. Se isso já aconteceu e deseja ter prazer novamente com a penetração, pode ser que consiga gradualmente recuperar a maleabilidade, a flexibilidade e a elasticidade da vagina. É óbvio que não aproveitará as relações sexuais se estiver dolorida, o que certamente acontecerá se a vagina, especialmente a entrada, se tornar estreita demais para a penetração, então, nem pense em fazer sexo até ter certeza de que está suficientemente elástica de novo.

Primeiro, pratique sozinha por algum tempo, com bastante lubrificante, é claro, para alargar a entrada vaginal, introduzindo um dedo até que fique fácil, depois dois e, em seguida, alargue a abertura com esses dois dedos. Assim que ficar fácil introduzir esses dois dedos, experimente com um consolo, não penetrando mais que dois ou três centímetros no início e depois, aos poucos, avance mais a cada dia, até que seja fácil novamente e que você esteja certa de que consegue ter relações sexuais confortavelmente. Pratique também os exercícios de Kegel (veja pág. 130).

Idealmente, é indicado fazer os exercícios bem antes da época da menopausa e continuar a fazê-los durante e depois, para evitar completamente a possibilidade de perder a elasticidade vaginal.

Depressão

A perda do desejo, a diminuição da excitação da capacidade ou até da vontade de chegar ao clímax, além de serem sintomas comuns da depressão, podem facilmente causar ou agravar, o que acaba se transformando em um ciclo vicioso. Precisamos fazer algo para quebrar esse ciclo, ir ao encontro da felicidade, trazê-la para nós e, ao mesmo tempo, dar ao prazer físico e à alegria a chance de renascer. Só assim podemos iniciar um outro ciclo: uma vida sexual prazerosa traz felicidade e, em geral, sentir-se bem fará com que você se sinta sensual e sexy.

Quando estamos deprimidas, as sensações ficam obscurecidas. É como se caíssemos em um buraco ou poço sem fundo.

Não queria fazer sexo: a história de Chloe

Eu me sentia como se alguém tivesse reduzido a luz. Tudo ficou cinza, como se estivesse coberto de névoa. Eu queria soprar a névoa para longe, reacender as luzes. Por um tempo, o sexo foi um alívio bem-vindo, pois fazia com que eu me sentisse real novamente. Mas logo começou a ficar cada vez mais difícil me excitar, e em pouco tempo percebi que não conseguia mais atingir o orgasmo. Meu parceiro fez o melhor que pôde para me ajudar — tentamos tudo, mas não foi o suficiente. No fim, eu sentia pena dele e comecei a fingir que tinha gozado. Acredito que ele tenha desconfiado um pouco, mas ao mesmo tempo ficou aliviado, porque isso tirava um peso dele. Eu pensei: "Vai ser assim?" Vou ter de fingir ter orgasmo pro resto da minha vida e nunca mais terei de volta a sensação de completude sexual? Era como se meu corpo e minha

> mente tivessem se voltado contra mim e perversamente tirado meu prazer sexual. Isso fazia com que me sentisse mais infeliz do que nunca.

Tudo perde a graça quando se está deprimida. Nada tem o mesmo sabor, as pinturas favoritas ou outras belezas deixam de entusiasmar, as pessoas parecem mais enfadonhas ou você se sente chateada com elas. E provavelmente não está mais tão sensual como antes. Pode ser que não queira mais fazer amor e que, quando fizer, falte convicção ou entusiasmo. Até as mulheres que continuam sendo orgásticas frequentemente descobrem que o prazer está diminuindo e outras param totalmente de gozar. Perder uma fonte fundamental de prazer, uma expressão tão prazerosa da sexualidade e da sensualidade, pode ser um fator agravante da depressão.

Nesse estágio, é fácil esquecer que o primeiro sintoma foi a depressão e procurar soluções apenas para o problema sexual. Mas mesmo com a maior vontade e os melhores conselhos do mundo, isso não vai ser resolvido até que a depressão e suas causas sejam tratadas.

Faça uma abordagem holística da depressão, porque há muitas causas possíveis e muitos caminhos para a cura. Até uma depressão leve pode ter um efeito dramático sobre o desejo, a excitação e a capacidade orgástica, portanto, se você dá valor à vida sexual e ao bem-estar geral, é essencial descobrir por que está se sentindo deprimida e o que pode ser feito para solucionar o problema.

Por exemplo, pode ser algo simples, como a falta de certos nutrientes ou de luz do sol, que podem desequilibrar os níveis dos hormônios. Assim, a primeira atitude que deveria tomar é ler a seção a seguir sobre a alimentação, para verificar se está fornecendo ao corpo e à mente uma boa base para o bem-estar geral — que permitirá que tenha prazer na vida.

O que comemos está nos deixando felizes ou infelizes?

Se estiver deprimida, ainda que tenha uma boa alimentação, talvez precise aumentar o consumo de alimentos naturais, conhecidos especificamente por elevar o humor: o aminoácido triptofano é importante na produção de serotonina. Ele pode ser encontrado em muitas fontes de proteína comuns, portanto é fácil ingeri-lo em grandes quantidades. Pode ser encontrado na carne de carneiro, de boi, de frango (especialmente no fígado), em frutos do mar, na abóbora, nas sementes de gergelim, no amendoim, na castanha-do-Pará, laticínios e produtos à base de soja. Para que o triptofano produza serotonina, o corpo necessita de uma fonte de carboidratos. Isso é fascinante, pois explica por que algumas vezes desejamos chocolate ou alimentos feitos com açúcar e farinha. Não nos fazem sentir melhor apenas porque são gostosos, mas porque mantêm os níveis de serotonina altos e bem equilibrados.

Mas há um círculo vicioso do qual você tem de estar ciente. Açúcar e farinha em excesso podem fazer você se sentir pesada, pois são alimentos muito calóricos e retardam o metabolismo, ou causar uma variação no humor, elevando-o logo após a ingestão e o reduzindo em seguida. Portanto, a melhor maneira de combinar alimentos que contenham triptofano com os carboidratos necessários para sua absorção é optar por carboidratos complexos, encontrados em produtos integrais, como batatas, inclusive com a pele, bananas e outras frutas que liberem açúcares lentamente.

Outro aminoácido, a fenilalanina, é transformado em tirosina pelo corpo, esta, por sua vez, é transformada em dopa e depois em dopamina, que contribui para uma sensação de felicidade e tranquilidade. Novamente, ela é encontrada em alimentos proteicos, especialmente os mencionados acima, que contêm triptofano. Feijão-de-lima, grão-de-bico, amêndoas e nozes também são boas fontes. E, mais uma vez, consumir carboidratos ao mesmo tempo ou dentro de uma ou duas horas depois da ingestão desses alimentos facilita sua absorção.

A deficiência de ácido fólico pode causar ou piorar a depressão. Vegetais de folhas de cor verde-escura, abóboras, cenouras, damascos, peras, farinha integral, ovos e fígado de boi são ricas fontes de ácido fólico.

A falta de vitamina B6 pode inibir a produção de neurotransmissores do humor, causando ou agravando a depressão. Boas fontes dessa vitamina são: gérmen de trigo, farelo, repolho, carne de boi, ovos, melaço e levedura de cerveja.

Há um problema muito comum, mas raramente mencionado, que é o fato de a digestão lenta e a constipação poderem fazer você se sentir inchada, pesada e, geralmente, indisposta mental e fisicamente, o que a fará se sentir ainda mais deprimida e menos sensual. Se tem um intestino normalmente regular, pule as linhas seguintes. Mas se passa vários dias sem ir ao banheiro e precisa forçar ou tomar laxantes, poderá sentir menos desejo e, como a congestão no intestino delgado também diminui a curva de excitação, essa pode ser a razão ou uma das razões para que não atinja o clímax.

A solução é simples: introduza ou aumente a quantidade de fibras na alimentação. Coma bastantes verduras, frutas e alimentos integrais, incluindo os que ajudam naturalmente a digestão, como figo, espinafre, repolho e sementes de linhaça (triture-as e as inclua aos poucos na alimentação. Comece com uma colher de chá por dia misturada a cereais com frutas secas e nozes e bastante líquido, depois aumente gradualmente para duas colheres de sobremesa. Esses alimentos farão maravilhas para a digestão, a pele e a saúde em geral).

É importante notar que ainda que pareça mais fácil tomar suplementos para conseguir os aminoácidos e as vitaminas de que necessita, é mais eficaz consumi-las em pequenas quantidades naturalmente nos alimentos. E não coma nenhum alimento em excesso — embora muitos alimentos façam bem à saúde quando consumidos em porções médias, em excesso não são tão benéficos para nós. Como em tudo na vida, a moderação é uma linha sensata de conduta.

Terapia é útil quando se está deprimida?

Tenho duas amigas que procuraram orientação psicológica porque estavam em um período ruim, e ambas disseram que a terapeuta salvou suas vidas. A orientação psicológica não é sempre tão extremamente bem-sucedida como nesses casos, pois nem todas as mulheres que a procuram estão à beira do suicídio — geralmente, não estão nem mesmo perto disso. Porém, definitivamente, um terapeuta pode ajudá-la a descobrir as causas da depressão e fazê-la se sentir melhor se estiver disposta a trabalhar essas questões.

Acredito que as que tentaram a orientação psicológica e agora não a recomendam não estavam suficientemente preparadas, dispostas ou simplesmente não encontraram o terapeuta certo, alguém a quem respeitassem, com quem se sentissem seguras, com quem pudessem trabalhar e, o mais importante: alguém que as inspirasse a melhorar. Aprender sobre nós mesmas e sobre como podemos melhorar em todos os aspectos de nossa vida exige atenção, energia e positividade. É necessário apenas um pouco de cada para seguir em frente, e uma boa orientação psicológica fornecerá o restante para o futuro. Portanto, apenas diga: "Vou marcar minha primeira consulta com um terapeuta com quem acredito que possa me relacionar: sim, vou agir da forma que ele definir; sim, eu quero que isso funcione." É só isso, uma sessão de cada vez.

Posso usar a autoajuda para sair da depressão?

Procure sempre ajuda médica em primeiro lugar. Mas certamente pode também se ajudar, e é importante lembrar todas as formas diferentes que podem nos tirar da depressão, ou no mínimo podemos manter o pensamento de que vamos sair dela em tempo.

Sempre fui infeliz: a história de Lisa

Meu namorado se cansou de minha constante infelicidade, da falta de vontade de fazer sexo e de eu não conseguir atingir o clímax quando fazíamos. Um dia, ele disse que não continuaria com o relacionamento se eu não fizesse algo a respeito. Eu o amava e não queria perdê-lo, portanto, decidi tentar resolver minha recorrente depressão por conta própria. Eu tinha lido alguns livros bons a respeito e sabia que muitas das sugestões e estratégias seriam úteis, o problema era que a depressão enterrava minhas boas intenções. Esse é o problema da depressão, você não sente vontade de fazer nada, mesmo quando sabe que aquilo a faria sentir-se melhor.

A solução de Lisa foi fazer diversas cópias da lista das principais estratégias que poderia usar quando estivesse deprimida. Colocou uma no quarto e outra na porta da geladeira.

Quando me sentia deprimida, minha primeira reação normalmente era ir para cama ou comer. Assim que decidia que precisava fazer algo com relação à depressão, em vez de fazer isso, seguia um dos itens da lista, não importava o quão mal eu estivesse me sentindo.

É vital lembrarmos que, apesar de nos sentirmos mal, temos o poder de mudar, relembrando-nos com determinação que seguindo quaisquer dos itens da lista nos livraremos da melancolia e do desânimo. Isso funciona, enquanto dormir, ficar deitada pela casa sem fazer nada ou comer sem fome apenas prolongam o sofrimento. Também é importante comer corretamente. Coma mal e se sentirá mal; coma bem e elevará o estado de espírito e ajudará seu corpo a equilibrar os hormônios, além de aumentar todas aquelas substâncias químicas do bem-estar, como a serotonina.

A libido diminui à medida que a depressão aumenta, e, só para piorar, isso causa problemas no relacionamento. Quando eu estava para baixo, não queria fazer amor e logo meu parceiro ficava preocupado, pensando que eu já não gostava mais dele ou que ele tinha feito algo errado. Então, me sentia pressionada e ficava aborrecida — era mais uma contribuição para me pôr para baixo. Se você está deprimida, precisa fazer algo para restabelecer seu equilíbrio e sua vida sexual. Faça algo — simplesmente faça.

A seguir, há uma lista de estratégias que funcionam para muitas pessoas. Acrescente o que puder fazê-la sentir-se melhor e escolha um ou mais itens para fazer sempre que se sentir deprimida:

- Coma algo nutritivo, delicioso e leve: o ideal é fazer uma lista do que comerá durante cada refeição, pois é muito fácil acabar comendo algo com muito açúcar ou gordura — o que só faria você se sentir pior.
- Faça exercícios: uma caminhada, por exemplo, pode fazer maravilhas — o exercício libera hormônios do bem-estar, e a luz e o ar puro também farão com que se sinta melhor.
- Dance: coloque uma música alegre e dance à vontade, como se ninguém estivesse olhando. Isso é muito estimulante.
- Ria: sabia que até fingir que está rindo faz você se sentir ótima? Simplesmente ria como se realmente fosse verdadeiro e veja o que acontece. Pode parecer estranho rir sem motivo, mas é contagiante! Quanto mais rir, mais desejará rir e se sentirá melhor depois. É claro que você também pode se divertir com os amigos contando piadas ou assistindo a uma comédia.
- Pense positivo: o truque é substituir qualquer pensamento negativo por algo positivo. Pensar positivamente é apenas um hábito e pode ser tão natural como ser negativo. Essa atitude transformará sua vida e levará a depressão embora.
- Limpe algo ou arrume a bagunça: escolha uma tarefa e a desempenhe. Algo bem simples como colocar um arquivo

em ordem, esfregar o chão da cozinha ou jogar fora uma pilha de revistas velhas pode elevar o humor — provavelmente, esse tipo de estratégia funciona porque traz a sensação de que temos controle sobre as coisas.

- Faça algo para se sentir mais bonita: lave o cabelo, vista algo bonito, faça as unhas, o que for. Ao cuidar da aparência, estará cuidando de seu bem-estar.
- Pense em alguém que ama e imagine que está dando um abraço nessa pessoa. Melhor ainda, se for possível, abrace esse alguém pessoalmente. Deixe o amor cobri-la e energizá-la.
- Faça algo bom para alguém. Atos espontâneos de bondade fazem bem.

No entanto, há a possibilidade de estar tão deprimida que nenhum dos itens acima ajude.

Nada me fazia feliz: a história de Chloe

Não conseguia me motivar para fazer nada positivo — até ler um livro sobre depressão me parecia uma tarefa impossível. Fui ao médico e chorei durante toda a consulta, após contar que já não sentia mais prazer no sexo e não conseguia atingir o clímax. Ele recomen-

> dou orientação psicológica, mas disse que, como me encontrava em uma situação muito ruim, talvez eu precisasse de remédios para me ajudar a absorver o que a terapeuta dissesse e a trabalhar com ela para descobrir o que estava por trás de minha depressão. O médico disse que, assim que estivesse me sentindo melhor, a terapeuta poderia me encaminhar a um especialista em terapia sexual. Para minha sorte, essa era a especialidade da terapeuta que escolhi, e assim não precisei me consultar com mais ninguém.

Chloe descobriu que os problemas na infância considerados irrelevantes por ela eram os que estavam sabotando a felicidade no presente. Através de uma mistura de reconhecimento, perdão, compreensão e terapia cognitiva, conseguiu superar os problemas e, com a ajuda do médico, parou com os remédios gradualmente.

> Embora me sentisse bem melhor, ainda não tinha praticamente nenhuma libido, mas minha terapeuta disse que poderia ser consequência do medicamento que eu estava tomando. Acho que ela estava certa, pois assim que parei de tomar, me senti sensual como há muito não me sentia ou, para ser honesta, como nunca senti. Ainda demorou algum tempo

para que eu conseguisse gozar novamente, mas não fingi mais e descobri que realmente gostava de sexo. Por me entender melhor, e acredito que também por estar orgulhoso de minha coragem de procurar ajuda, meu parceiro se tornou muito gentil e meigo. Inesperadamente, o sexo ficou sensual, e o que quer que ele fizesse me parecia ser mais erótico do que nunca. Quando tive o primeiro orgasmo, fiquei estupefata, e ele, mais satisfeito do que eu!

Uma boa ideia é não contar com o bom sexo como algo garantido, especialmente quando se está deprimida. Como mencionado em outra parte deste livro, é normal descobrir que não deseja mais fazer sexo regularmente, ainda que adore quando faz.

A medicação é realmente necessária?

Nem sempre, mas muitas vezes é uma grande ajuda e, em outras, é essencial. Como o médico de Chloe ressaltou, alguém muito deprimido durante as sessões pode não conseguir se concentrar nas ideias do terapeuta sem medicamentos, muito menos em suas próprias ideias. Se consegue lidar com a depressão sem medicamentos, ótimo, mas se não, considere-os como uma das estratégias positivas de sua lista holística.

Há vários remédios naturais que podem ajudar, disponíveis em farmácias ou em lojas de produtos naturais. Terapias complementares também podem ser úteis, mesmo que só tenham efeito placebo. Por exemplo, embora não haja comprovação científica de que a homeopatia tem um efeito físico, muitas pessoas acreditam que funcione. Na minha opinião, sendo psicossomático ou não, se conseguir soltar-se das garras da depressão sem efeitos colaterais, o porquê ou como funciona é irrelevante. A não ser que descubra que a depressão responde positivamente às estratégias de autoajuda, consulte seu médico — ele tem experiência profissional para avaliar o que é mais adequado: a orientação psicológica, a medicação ou uma combinação dos dois; além de poder indicar um terapeuta e prescrever a medicação necessária.

A maioria de nós precisa se sentir bem, especialmente conosco (e com nosso parceiro se estivermos em um relacionamento), para conseguirmos nos sentir extremamente sensuais e ter orgasmos facilmente. Com a ajuda adequada, podemos curar a depressão e impedir que sejamos dominadas por ela outra vez.

A pílula e outros métodos anticoncepcionais

As pílulas anticoncepcionais, tanto os que contém apenas estrogênio como as que combinam estrogênio e progesterona, certamente podem ter um efeito na libido e na capacidade de excitação e ter orgasmos. O efeito pode ser leve ou agressivo e pode variar drasticamente de mulher para mulher. Entre as que experimentam alterações, a maioria sente que houve diminuição da libido e da capacidade de sentir prazer, enquanto com outras é exatamente o oposto: elas se sentem totalmente sensuais.

Portanto, se você não está tomando a pílula, está nos anos férteis e nunca teve um orgasmo ou parou de tê-los, a pílula tanto poderá não surtir efeito algum em seu desejo sexual, capacidade de ficar excitada e de ser orgástica, mas também é capaz de aumentar ou diminuir a frequência de seus orgasmos. Entretanto, como há pouca chance de aumento, ninguém a aconselhará a experimentar a pílula somente porque há possibilidades de ela ajudar. No entanto, se, de qualquer modo, já estiver tomando a pílula para a contracepção ou, como algumas vezes é receitada, para equilibrar um ciclo menstrual irregular, você pode descobrir que o prazer e a libido aumentaram. Esse aumento pode ser causado pelos efeitos dos hormônios da pílula ou porque, segura de que não vai engravidar ou livre dos problemas do ciclo menstrual, ficará mais relaxada para fazer sexo.

Tente trocar o anticoncepcional: a história de Stella

Comecei a tomar a pílula na faculdade. Nunca deixei de usar preservativo quando fazia sexo para evitar as DSTs, mas não confiava nesse método como anticoncepcional e tomava a pílula para me sentir segura. Continuei a adorar homens e a me apaixonar como antes, mas perdi um pouco do prazer sexual. Simplesmente não era tão bom. Embora nunca tivesse chegado ao clímax, mesmo nas poucas vezes em que fiz amor antes de tomar a pílula, sempre chegava muito perto e tinha certeza de que um dia teria esse prazer. Com a pílula, ainda que continuasse bom, eu nunca chegava ao ápice. Falei com meu médico, e ele sugeriu trocar para outro método anticoncepcional, também confiável, que não afetaria tanto os hormônios e a libido. Recomendou o diafragma e, embora minhas amigas o considerassem antiquado, eu realmente gostei. Tudo que sentia antes voltou, e não demorou muito para aprender como ultrapassar o ápice e ter um orgasmo. Continuei insistindo no uso da camisinha enquanto fazia sexo casual, mas agora que tenho um namorado fixo não precisamos mais nos preocupar com DSTs.

Efeitos colaterais positivos da pílula: a história de Lisa

> Há anos que tomo a pílula e só tive efeitos colaterais positivos. A médica verifica minha pressão arterial e meus batimentos cardíacos regularmente e estão sempre normais, então ela não hesita em manter a prescrição. Os benefícios são minha pele clara e limpa, onde antes havia sempre manchas, especialmente na semana antecedente ao período menstrual, e não tenho mais cólicas. O sexo? Não é melhor nem pior — continuo tendo o prazer que sempre tive e também não houve nenhuma diferença quanto aos orgasmos. Às vezes tenho, outras não.

Portanto, depende muito de qual é o objetivo do uso da pílula. Se achar que pode ser mais orgástica se tomar a pílula ou se deixar de fazê-lo, converse com seu médico.

Se estiver tomando a pílula de progesterona, a maior parte do que foi dito antes se aplica, mas possíveis efeitos diferentes apresentados por algumas mulheres são sangramento ou manchas na pele entre períodos menstruais. Se esse é seu caso, isso pode facilmente estar afetando sua vida sexual, e você deve consultar seu médico para discutir as alternativas.

Há menos probabilidade de anticoncepcionais injetáveis e adesivos causarem efeitos colaterais para o sexo do que qualquer pílula oral.

Outros métodos anticoncepcionais

O diafragma, os vários tipos de DIU, os preservativos, o método da tabelinha e o coito interrompido são escolhas pessoais. Se você encontrou um método com que está feliz, então é improvável que ele afete sua libido ou seu prazer. A preocupação com o método escolhido, seja por achá-lo incômodo para você ou para seu parceiro ou por medo de que ele não seja confiável, pode afetar sua capacidade orgástica, como mostra a experiência pessoal a seguir.

Anticoncepcional é um assunto pessoal: a história de Stephanie

Após engravidar sem planejar e sofrer um aborto espontâneo, cheguei à conclusão de que necessitava de um método anticoncepcional mais confiável que a tabelinha, que usávamos e era fácil esquecer. Não queria tomar pílula, por isso a médica me sugeriu o DIU. Não me dei nada bem com ele. Tive menstruação muito intensa e frequentemente sentia dores agudas durante

> todo o mês. Meu marido também não gostava e dizia que conseguia sentir o DIU e que ele arranhava. Além de tudo, eu me sentia invadida por um alienígena e não tive um único orgasmo enquanto o usei. Fiquei realmente decepcionada, pois várias amigas minhas usavam e se davam bem, e embora eu tenha persistido na esperança de que melhoraria, não consegui. Nós dois deixamos de gostar de sexo e com o tempo deixamos de fazê-lo. Na realidade, foi um anticoncepcional realmente eficaz! Minha médica o retirou e sugeriu que eu tentasse os anticoncepcionais químicos, porém em forma de adesivo em vez de pílula. Não tive efeitos colaterais e agora estamos fazendo um sexo maravilhoso. Não sei se por causa do alívio dos sintomas do DIU ou por qualquer outro motivo, atualmente estou mais orgástica. Não acontece sempre, porém é muito mais frequente do que antes. Recomendo a qualquer pessoa que persevere até achar um método de que realmente goste. Essa é uma questão muito particular.

O descontentamento com o anticoncepcional ou a preocupação por não usar um pode reduzir a libido, a excitação e o prazer e, consequentemente, os orgasmos. Portanto, estar confortável e se sentir segura com o método anticoncepcional é fundamental para a capacidade orgástica e certamente vale a pena perseverar até que encontre um que lhe pareça adequado. Converse com suas amigas, com seu médico, leia livros sobre o assunto, de forma que tenha todas as informações e algumas opiniões pessoais para ajudá-la a escolher. Não tenha medo de mudar o método — o corpo é seu, e você tem todo o direito de cuidar do seu bem-estar. Às vezes, os médicos aconselham tentar uma determinada marca de anticoncepcionais por um período de pelo menos três meses, mas, se causar desconforto ou dor, volte e pergunte se pode parar de tomar imediatamente. Se for desaconselhável parar de imediato, pare no final do ciclo atual. Anticoncepcionais não devem causar dor: se esse for o caso, encontre outro método.

Fertilidade — perguntas e dificuldades

Para muitas mulheres, o prazer no sexo e o orgasmo estão ligados à fertilidade, e os problemas a ela relacionados são uma causa muito mais comum da anorgasmia do que acreditamos. Sou solidária com o desejo de ter filhos e não conseguir. Entendo como pode ser difícil ou impossível aceitar a situação e se concentrar em todas as outras coisas boas da vida, atuais ou futuras. A maioria das mulheres pensa em ter filhos em algum momento e, embora o número de mulheres que decidem não tê-los esteja crescendo, entre as que querem, muitas consideram o principal objetivo na vida. Descobrir que não podem ter filhos pode ser devastador. Muitas emoções estão envolvidas. Para muitas, há um sentimento de perda — perda da visão de como seria a vida com filhos, do papel de mãe e, um dia, de avó. Logo, também há um profundo sentimento de perda de identidade. Mas peço que considere o fato de que a vida pode ser boa de uma forma diferente e igualmente gratificante e prazerosa desse jeito. Você encontrará sugestões de livros que a ajudarão na seção de Recursos úteis na pág. 253. Mas este livro é sobre orgasmos, portanto, voltemos ao sexo.

As emoções conscientes ou inconscientes ligadas à fertilidade são tão complexas e poderosas que podem afetar drasticamente sua atitude em relação ao sexo.

Sentia-me triste sem filhos: a história de Sally

O sexo parecia ter perdido o sentido depois de passarmos por todos os exames e tratamentos e descobrirmos que nunca poderemos ter filhos. Por um tempo, meu marido mostrou-se compreensivo, mas esperava que logo eu aceitasse e seguisse em frente.

Mas simplesmente não consegui. Um dia, quando ele começou a tentar me seduzir, quase arranquei a cabeça dele e, nesse momento, compreendi que precisava de ajuda. A terapeuta acreditava em uma abordagem cognitiva, o que significava exercitar-me e usar formas práticas para seguir em frente e aproveitar a vida e o prazer novamente. Mas ela também me ajudou a ver por que eu estava tão desesperada para ter meus próprios filhos: descobri que não era apenas um desejo físico — tinha tudo a ver com a minha infância. Na visão da minha mãe, uma mulher só tinha valor se tivesse filhos e cuidasse bem deles. Ela também pensava que o sexo só servia para procriar. Descobrir que eu não estava com raiva e que havia razões físicas e psicológicas para meus sentimentos e para a aversão ao sexo foi como se as luzes se acendessem de novo. Pratiquei bastante, mas aprendi a racionalizar a verdade: não preciso ter filhos para ser uma pessoa de valor nem para ser feliz e cheia de amor; o sexo em si é maravilhoso. Comecei a pensar positivamente sobre a possibilidade de gozar a vida, e é o que estou fazendo agora. Aprendi também a ver o sexo de outra forma, como uma expressão do nosso amor um pelo outro e como uma fonte pura de prazer e alegria física e emocional.

Sally parou de pensar em si como uma mulher triste e sem filhos e passou a se ver como uma mulher que ama a vida e que, por acaso, não tem filhos, e qualquer uma pode fazer isso se desejar e estiver disposta a tentar, como Sally corajosamente fez. A orientação psicológica não é fácil quando estão envolvidas emoções profundamente enraizadas, mas pode ser fortalecedor e purificador. Se decidir seguir esse caminho, sugiro que se consulte com uma terapeuta sexual, pois a experiência geral, associada à especialidade em assuntos sexuais, a ajudará nessas questões.

Se você já tinha problemas em atingir o orgasmo antes do medo da infertilidade, aprender as técnicas para se dar maior prazer sexual e potencial para atingir o orgasmo pode ser extremamente útil (Ver Capítulos 3 e 5).

A ideia de descobrir ou inventar sua própria fantasia, como descrito a seguir na seção sobre os efeitos da infertilidade produzida por anticoncepcionais, pode funcionar também, revolucionando o prazer do sexo e aumentando a probabilidade de um orgasmo, o que, por sua vez, dará um grande estímulo à autoestima e ao prazer na vida em geral.

Mesmo o uso de anticoncepcionais extremamente eficazes, como pílula, implante, DIU ou diafragma, pode causar um grande impacto psicológico em seu desejo e sua capacidade orgástica.

Não consigo mais gozar: a história de Belinda

Para mim, a fertilidade era sensual. O ato sexual com o parceiro era excitante por causa da possibilidade de gerar uma nova vida. Quando ele estava quase gozando, eu sentia uma onda de excitação e atingia o clímax com ele ou alguns segundos depois. É mais ou menos um paradoxo, porque, embora eu adorasse aquele sentimento de "desta vez talvez eu engravide", na realidade, não queríamos ter filhos. Não seríamos bons pais, e de qualquer maneira gostávamos da nossa vida conjugal do jeito que estava. Disseram que éramos egoístas, mas não é mais egoísta ter filhos porque você os quer do que não tê-los porque não quer? Não me sinto uma mulher incompleta por não ser mãe, ou algo parecido. Sinto pura e simplesmente falta da excitação de quando o Graham está perto de ejacular. É diferente e, embora ainda adore sexo, não consigo mais gozar. Ele fica aborrecido de ficar segurando o clímax enquanto eu tento, e no fim, percebo que não há esperança, então finjo ter chegado lá.

Perguntei a Belinda se havia uma razão psicológica além da excitação, e após ponderar um pouco, ela disse que gostava da ideia de ser fértil, pois a fazia sentir se muito feminina e produtiva. Disse que não conseguia evitar um pouco de preocupação, pois eles haviam feito amor por vários meses sem engravidar.

Ela disse que, além de perder a excitação, também perdeu a chance de provar que era tão fértil como pensava. Como ela e o parceiro já eram amantes experientes, e ela tinha sido bastante orgástica antes de começar a usar anticoncepcionais, sugeri inventarem uma fantasia em que ela era uma mulher extremamente fértil em um ambiente sensual; uma mulher escolhida por um homem especificamente para gerar um filho, ou ela mesma escolhendo e sendo possuída por um garanhão.

Na sessão seguinte, Belinda me contou alegremente que havia se divertido lendo alguns livros sobre fantasias femininas para tirar ideias e as experimentara enquanto se autoestimulava. Escolheu aquela que mais a excitou e, após personalizá-la, descobriu que chegava ao clímax ao mesmo tempo em que a personagem da fantasia. Então, ela experimentou usá-la enquanto fazia amor com o parceiro e ficou entusiasmada quando funcionou.

Capítulo 8

Por que ainda não consigo atingir o orgasmo?

Ajuste seu termostato...

Parece uma coisa sem importância para se considerar, mas pode influenciar muito a possibilidade de você atingir ou não o orgasmo. Se você estiver congelando, ficará infeliz e menos propensa a se sentir sensual. E se estiver quente demais, o que menos desejará é sexo, para não ficar ainda mais indisposta.

Quente demais para segurar: a história de Lucy

Sempre fui calorenta demais e raramente sentia frio, mas meu parceiro é exatamente o oposto. Após alguns minutos de carícias, eu estava fervendo e empurrando-o para longe. Ele não conseguia entender, claro, porque adorava ficar bem próximo e aquecido, então ficava magoado. Foi somente após falarmos com você que, de passagem, isso veio à tona, e você ressaltou que era improvável que eu conseguisse gozar quando: (a) eu não queria fazer amor porque estava muito quente e (b) eu nunca conseguia ficar totalmente excitada, novamente porque sentia muito calor. Resolvemos o problema mantendo a temperatura da casa mais fria alguns graus. Ele usa uma suéter quando está em casa e adora fazer amor porque se aquece, apesar do quarto fresco, o que significa que eu não fico quente demais! Ele também percebeu que é melhor não me agarrar demais quando estamos nos excitando e, como mantém uma certa distância até começarmos a relação sexual, consigo ficar excitada e, finalmente, atingir o orgasmo. Não era somente a temperatura — ambos melhoramos nossas técnica, mas, definitivamente, o ajuste da temperatura ajudou a viabilizar nossa vida sexual.

Mesmo mulheres que sentem muito frio quando jovens podem ser dominadas por ondas de calor durante a menopausa.

A menopausa me deixou com muito calor: a história de Ella

De repente, sentia como se estivesse pegando fogo. Ficava vermelha e suava abundantemente. Sem dúvida

> nenhuma, meu metabolismo estava alterado, e, embora antes adorasse me aconchegar ao meu marido na cama, agora não suportava tê-lo muito próximo. Perdi totalmente o desejo e a capacidade orgástica. Então, mudei minha alimentação, comecei a me exercitar todos os dias e também nadava. Desisti do meu amado vinho e, a não ser por meio copo de café com leite de manhã, também parei de beber café. Quase imediatamente comecei a me sentir como antes, e parei de me afastar de meu marido.

Uma campanha de autoajuda como essa pode fazê-la passar tranquilamente pela menopausa. A libido pode não ser a mesma por um ano ou dois, mas lembre-se de que ela voltará assim que o corpo se ajustar, caso você se encoraje e preste atenção em sua capacidade orgástica.

Se, por outro lado, você é do tipo de pessoa que fica roxa de frio quando a temperatura diminui, precisa se exercitar mais. Assim que conseguir agitar sua circulação, começará a esquentar e a se sentir sensualmente vibrante. Quando se está com frio, o corpo entra em estado de hibernação, atenuando as sensações e diminuindo as respostas sexuais.

Como na maioria dos aspectos da vida, o equilíbrio é a chave para a felicidade e a sensualidade. Conheça-se, preste atenção nas mudanças de seu metabolismo e elabore um plano para ajustar ou administrar a nova tendência a sentir calor ou frio. Se estiver fora de controle, pode ser que a capacidade orgástica esteja sendo sabotada, portanto verifique.

Medicação

Se estiver tomando alguma medicação, confirme com seu médico se ela pode estar afetando a libido. Se isso for possível e ainda necessitar continuar o tratamento, ele ou ela poderão cogitar a troca da receita. É provável, por exemplo que a perda de interesse sexual seja efeito colateral de algum medicamento usado para o tratamento da depressão e/ou dos betabloqueadores usados para tratar a hipertensão arterial.

A importância do sono

É provável que você não saiba que dormir bem é um dos fatores essenciais para ser orgástica, mas, para a maioria das mulheres, é. Quando estamos cansadas, nossa mente e nosso corpo anseiam por se desligarem e até certo ponto o fazem, mesmo quando não conseguimos dormir. A libido precisa de energia, vivacidade, disposição e entusiasmo para que o componente físico entre em ação, mas esses são justamente os que se esgotam quando estamos cansadas.

Administre a fadiga para que ela não atrapalhe sua vida sexual

Quando você está tão cansada que a única coisa que quer fazer é dormir, provavelmente é o que precisa fazer. Se estiver exausta a ponto de não querer fazer amor, não faça — se a ideia tiver sido do seu parceiro, você só ficará ressentida e, se tiver decidido se autoestimular, provavelmente acabará dormindo. Para atingir o clímax, é necessário ter energia ou estar profundamente relaxada, mas não sonolenta. É preciso estar completamente atenta às sensações e, se a vontade de dormir estiver no estágio em que está totalmente desligada, mesmo com as melhores intenções e técnicas do mundo, dificilmente chegará ao clímax.

Portanto, tire um cochilo. Se for a hora de dormir, coloque o relógio para despertar meia hora mais cedo, então você pode fazer sexo ao acordar. Antes de dormir, fale para si mesma: "Dormirei profundamente e acordarei renovada, cheia de vida e com vontade de fazer amor e atingir o orgasmo." Seu subconsciente armazenará a sugestão, para que de fato aconteça quando acordar. Se, ao acordar, resistir a ideia de fazer amor por estar ainda muito sonolenta, pense: "Vamos lá, vamos fazer!"

Se à tarde ou durante o dia se sentir cansada demais para fazer amor, tire uma soneca. Durma por no máximo trinta minutos, não mais, porque se dormir demais prejudicará seu sono noturno e entrará num ciclo de noites maldormidas e de fadiga constante.

Embora dessa forma consiga manter a vida sexual ativa durante os períodos em que a fadiga é inevitável — como quando se tem um bebê que ainda não dorme a noite inteira — em geral, a melhor maneira de estar cheia de energia, bem acordada e sensual quando quiser é dormir umas sete ou oito horas seguidas. Assim, você conseguirá se recarregar. Quando dormimos, o corpo e a mente ficam ocupados digerindo alimentos e fatos, reconstruindo e renovando células e os tecidos. Nesse processo, a libido é revitalizada, tanto que é comum ter sonhos eróticos um pouco antes de acordar. Se isso acontecer, apegue-se a esses sentimentos e sensações mantendo-os em mente e faça amor de verdade.

Como se tornar uma dorminhoca

Novamente, se determinar um padrão de sono regular é algo com o que apenas sonha, há vários livros sobre o assunto que podem ajudar (veja Recursos úteis na pág. 253).

Deite-se sete horas (a média para uma boa noite de sono) antes da hora que pretende acordar. Portanto, se colocar o alarme para as sete horas, esteja na cama à meia-noite. Tente adormecer fazendo algo tranquilo como meditar ou ler. Não se desespere se não dormir, apenas fique deitada, relaxe e aproveite. Não se levante, fique no lugar e espere. Às sete, quando o despertador tocar, levante-se, mesmo que não tenha dormido muito bem.

Se não dormir nada ou dormir pouco, não durma durante o dia, nem mesmo tire uma soneca. Em uma ou duas noites, sua mente concluirá que tem de usar aquelas sete horas para dormir e assim o fará. Depois de uma semana, avalie a situação. Se continua acordada durante parte dessas sete horas, reduza para seis ou seis e meia. Se dormir direto e só acordar com o despertador, estenda o tempo para sete horas e meia ou oito horas. Todos variamos um pouco, mas a maioria precisa de seis a oito horas. Nossa necessidade pessoal também pode variar de acordo com os diferentes períodos da vida. Eu já precisei de oito horas, mas atualmente preciso apenas de seis e meia ou sete, dependendo da quantidade de trabalho que tenho. Portanto, seja flexível e ajuste o tempo de sono conforme a necessidade.

Outras formas de relaxar antes de dormir são, por exemplo, assistir um programa de TV que não exija concentração, beber um copo de leite morno ou chá de camomila — ambos a deixarão mais tranquila e prepararão sua mente e o seu corpo para relaxar e ter uma boa noite de sono.

A insônia destruiu meu relacionamento: a história de Nicky

Eu sofria de insônia. Me animava para ir trabalhar e depois desmaiava de sono quando chegava em casa. Meu parceiro tentava fazer amor comigo e às vezes, eu me sentia tão cansada que literalmente o empurrava para longe. Não tinha energia nem desejo algum de fazer amor. Não era que não o achasse atraente. Verdade seja dita, nunca tinha chegado ao orgasmo e sempre fingi, mas quando fazíamos amor era bastante agradável. O fato é que eu vivia cansada e deixei de me interessar completamente por sexo. Ele me deixou, o que é bastante compreensível, mas, após alguns meses de excitação inicial com um namorado novo, comecei a ficar tão cansada e desanimada para fazer sexo que sabia que teria de fazer algo a respeito. Seguindo seu conselho, diminuí o tempo na cama e, no início, me acostumei a dormir por seis horas. Imediatamente comecei a me sentir melhor e a ter mais energia. Ainda fico sonolenta após o jantar, mas tiro uma soneca rápida, fico bem acordada e é nessa hora que, em geral, fazemos amor, antes da hora de dormir, para eu não ficar desesperada e achar que não dormirei o suficiente. Ele acha engraçado eu ter uma rotina para dormir, mas está feliz porque agora esta-

> mos fazendo um sexo maravilhoso duas ou três vezes por semana, e eu adoro. Tornei-me orgástica, principalmente porque agora praticamos a TAC (veja pág. 125), mas acredito que o fato de estar dormindo tão bem possa ter contribuído.

Pois eu tenho certeza que é isso. Os orgasmos consomem muita energia, tanto mental quanto física. Portanto, o cansaço muitas vezes bloqueia a capacidade de tê-los. Essa é uma das razões pelas quais fazemos amor mais vezes e com mais prazer durante as férias. Depois de muita atividade, relaxamos bem, dormimos como anjos, e a libido floresce. Porém não é necessário estar de férias para dormir bem, basta ter uma rotina. Portanto, crie uma, para fazer com que a libido e a capacidade orgástica cresçam vigorosamente.

Álcool e drogas

Gosto de beber uma taça de um bom vinho como qualquer pessoa, mas reconheço que esse é o meu limite. Se tomo mais de uma taça, depois daquela euforia inicial que dura mais ou menos uma hora, fico sonolenta ou irritadiça — nenhum dos dois faz bem para a libido.

Algumas pessoas não conseguem beber sem que tenham efeitos adversos; poucas conseguem beber mais de uma taça ou duas de vinho sem reduzir suas respostas sensoriais, e para muitas mulheres sensíveis, significa a redução da sexualidade.

Você deve ter uma boa ideia se o álcool, o café ou outra droga sociável afetam negativamente seu bem-estar. Se é o caso ou se há essa possibilidade, reduza ou corte o consumo — o que for apropriado —, porque essas também podem ser razões para que não atinja o orgasmo. Se você for viciada em álcool ou drogas, procure ajuda para se livrar deles (veja Recursos úteis na pág. 253).

Cada um tem o próprio metabolismo, portanto cada um tem um nível individual de tolerância. Conheça o seu e limite-se a ele.

Como se libertar dos efeitos do estupro

A agonia emocional causada pelo estupro não se limita apenas ao momento em que ocorre. Ela pode afetar toda a atitude em relação a si mesma, aos outros, à vida em geral e, principalmente, à sexualidade e ao sexo. A experiência relatada a seguir mostra o quão traiçoeiro pode ser o legado deixado, mas é possível alcançar a liberdade.

Lidando com as consequências do estupro: a história de Hannah

Eu nunca tive um orgasmo e não sabia por quê. Minhas amigas diziam que era fácil e caçoavam de mim porque eu não sabia do que falavam. Diziam que, quando eu encontrasse o homem certo, tudo entraria nos eixos e simplesmente aconteceria. Mas, por mais que meus namorados fossem muito charmosos e eu ficasse excitada, nunca tive um. No início, quando alguns dos meus parceiros descobriam que eu não gozava, encaravam como um desafio e tentavam me fazer chegar lá. No fim, me sentia como uma aberração e acabava fingindo, dizendo que havia começado a ter orgasmos e que estava tudo bem. Não estava, e, finalmente, fui à clínica de saúde sexual no hospital geral e comecei a me consultar com uma terapeuta sexual.

Acabei contando para a terapeuta que, na infância, havia sido estuprada pelo meu padrasto. Eu achava que com minha determinação havia superado o ocorrido para não deixar o fato afetar minha vida. Porém todas as emoções haviam ressurgido: o medo, a raiva e a vergonha — principalmente a vergonha. Ela me ajudou a ver que não poderia continuar fingindo que isso não tinha afetado minha atitude com relação ao sexo e ajudou-me a analisar, lidar com os problemas e a compreender que teria de fazer isso durante toda a vida, sempre que eles surgissem novamente. Mas não tenho mais medo deles. O extraordinário é que comecei a ser compassiva comigo e com meus namorados. Eu não era "cúmplice" do meu padrasto, e meus namorados não eram meu padrasto. A terapeuta acreditava que eu tinha uma resistência bem profunda a me permitir atingir o orgasmo ou a deixar que qualquer outra pessoa me desse um orgasmo. Atingi meu primeiro orgasmo sozinha, então passei a me masturbar todos os dias durante semanas, porque estava muito entusiasmada. Mais tarde, comecei a tê-los ao fazer sexo com meu namorado. Sinto-me livre do estupro e do meu padrasto e nunca mais deixarei aqueles sentimentos negativos afetarem o prazer de ser orgástica novamente.

Como Hannah descobriu, entre o medo, a raiva e a vergonha, a última é a mais difícil de se lidar. Ela pode vir de qualquer tipo de abuso: sexual, físico ou verbal. Embora ciente de que o abuso não é culpa sua, ainda pode haver um sentimento de vergonha que a assombre. Cada mulher e cada situação é diferente, e este livro não é o lugar apropriado para lhe aconselhar a lidar com as emoções negativas originadas do abuso. Se você foi vítima de estupro e gostaria de investigar seus efeitos na libido e na capacidade orgástica, recomendo consultar um psicólogo ou um psicoterapeuta qualificado e experiente no tratamento de problemas sexuais. Eles ajudarão a entender as questões e, de certa forma, ensinarão como neutralizar as memórias e emoções negativas, evitando que não causem mais danos no presente. Você pode libertar sua mente e, ao fazendo isso libertará o corpo. (Veja Recursos úteis na pág. 253).

Deixe de lado inibições adquiridas

Não é necessário que uma mãe fale muitas vezes para a filha pequena "Menina, não se toque aí", para a criança ficar com a ideia de que a masturbação é errada de alguma forma e de que o sexo também o é. As piores inibições surgirão se aceitar a noção materna de que a sua genitália é suja. Programas de TV como *Sex and The City* e documentários em que as mulheres discutem sexo aberta e detalhadamente têm ajudado a derrubar tabus e as consequentes inibições que ainda prevalecem no século XXI. Ainda hoje, as mulheres não se sentem iguais aos homens nessa área.

Se você se sente inibida a respeito do corpo ou algum aspecto do sexo, libertar-se dessa inibição pode fazer toda a diferença na sua capacidade de se soltar e ter orgasmos. Como você deve fazer para se libertar? Mais uma vez, será muito útil conversar com uma terapeuta sexual. Por favor, não pense que uma terapeuta geral serve. Sem treinamento e prática, poucas pessoas conseguem conversar à vontade e em detalhes sobre sexo com uma pessoa relativamente estranha. No entanto, uma terapeuta sexual tem uma linguagem eloquente da sexualidade e, totalmente à vontade, conseguirá deixá-la tranquila e a ajudará a falar fluentemente sobre sexo também. Quanto mais falar, mais rapidamente se dissolverão as inibições, e você será capaz de chegar à raiz dos sentimentos desconfortáveis sobre o sexo, de construir uma atitude mais saudável e de abrir sua mente.

Descartei as advertências da minha mãe: a história de Daisy

Embora minha mãe tivesse somente 18 anos quando nasci, agora tem 38, ela tem uma visão quase vitoriana sobre o sexo. Fica envergonhada se houver cenas de sexo na TV, e uma vez entrou no meu quarto e me pegou brincando comigo. Ela me disse que eu era nojenta e que nunca mais deveria fazer aquilo. Ela também odiava os homens — durante a minha criação, ela sempre dizia coisas discriminatórias sobre eles e odiava a maioria, especialmente meu pai, que evidentemente, a deixou. Cheguei à conclusão de que os homens eram exatamente iguais às mulheres, nem maus nem completamente bons, mas uma mistura. Mas talvez eu tenha adquirido o sentimento dela de que, em relação ao sexo, os homens eram grossos, pois desde a adolescência os homens não me atraem e finalmente aceitei o fato de ser lésbica. Entretanto, com a minha primeira namorada não consegui me livrar

> da sensação de que estávamos fazendo algo errado quando fazíamos amor. Eu ficava tão tensa que não conseguia ter um orgasmo com ela de forma alguma, embora continuasse a me masturbar secretamente desde quando minha mãe me condenou, e, sozinha, conseguisse atingir o orgasmo.
>
> Vários anos depois, conheci uma mulher incrível e me apaixonei. Eu realmente queria me entregar completamente ao prazer de fazer amor e ter orgasmos, então, encontrei uma terapeuta sexual especializada. Nós a consultamos seis vezes, e ela me ajudou a confrontar todas as minhas inibições e esquecer a ideia de que fazer sexo e ter prazer era errado. Minha parceira era maravilhosa — não fizemos sexo por algumas semanas, enquanto praticávamos as técnicas de massagem corporal que a terapeuta nos deu como "dever de casa". Isso me ensinou a relaxar e, quando voltamos a fazer sexo, já tinha me soltado tanto que finalmente consegui sentir o prazer por completo. Atualmente, fico muito excitada, e o sexo que fazemos é de outro mundo. Sempre chegamos ao clímax, às vezes juntas, às vezes alternadamente.

Mais uma vez: perder as inibições é uma questão de libertar sua mente de crenças errôneas e entender a verdade. Fazer sexo, seja sozinha ou com um(a) parceiro(a) que escolheu, é normal, natural e bom.

Um último comentário

Descobri que, frequentemente, o desinteresse por sexo e outras dificuldades sexuais acompanham o sentimento de que a vida não tem sentido, que ainda não nos encontramos ou que não conseguimos usar todo o potencial.

É muito comum perder a libido e a capacidade orgástica durante uma crise de meia-idade, e esse descontentamento de quem somos e onde estamos ao longo da vida pode ocorrer a qualquer momento. Nessa hora, nos questionamos sobre quem somos, qual o propósito da vida, se será assim até o fim. Normalmente, presume-se que isso aconteça quando passamos dos 40 ou 50 anos, pois entramos em pânico ao nos darmos conta de que estamos literalmente na metade do caminho da expectativa de vida e podemos não ter muito mais anos ativos. Na verdade, perguntas semelhantes podem aparecer em qualquer momento da vida adulta. Por exemplo, se estiver nos 20 ou 30 anos, poderá se perguntar o que você quer, o que *realmente quer* fazer com o resto da vida, quando vir que o que está fazendo atualmente não é o que realmente quer. Se estiver chegando ou se já estiver na terceira idade, 60 anos ou mais, poderá pensar sobre as oportunidades que deixou escapar e se as novas oportunidades, ainda podem ser aproveitadas para levá-la a uma felicidade e a uma realização mais profunda.

Muitas vezes, esses questionamentos causam ansiedade, pânico e/ou depressão, pois a perspectiva de mudança pode ser assustadora. Essas reações, independentemente da idade, não somente podem inibir a libido e a capacidade orgástica, mas, se tiver um parceiro, a ansiedade pode afetar e até causar dificuldades no relacionamento — o que apenas contribuirão mais para o declínio da libido.

Se isso lhe soa familiar, por favor, comece imediatamente a procurar pelo verdadeiro eu. Estou falando daquela pessoa que você sente ser lá no fundo, não do papel que pode estar representando. A meditação ajudará muito em tempos de incerteza e mudanças de direção; conversar com um terapeuta também ajuda, além de ser inspirador.

Vivendo orgasticamente

O caminho para o orgasmo é uma mistura eclética (e muito individual) de técnicas e reações físicas, além de ser uma atitude positiva para o prazer e satisfação sensuais e sexuais.

Ser continuamente orgástica é mais ou menos a mesma coisa. Isso se tornará automático principalmente quando pegar o jeito. Porém, como todas as habilidades, destrezas e hábitos, sua libido e capacidade orgástica necessitarão de uma manutenção regular e de feedback. Então, pense muito em sexo, fique ligada em todos os sentidos e viva positivamente.

Acima de tudo, mantenha uma atitude de amor por si e mantenha sua sexualidade durante toda sua vida. Você tem o grande dom da sensualidade. Aproveite-o ao máximo.

Recursos úteis

Livros

Assuntos Gerais

- *Breaking Free: Help for Survivors of Child Sexual Abuse,* por Carolyn Ainscough e Kay Toon (Sheldon, 2000)
- *Busting* por Joe Griffin e Ivan Tyrrell (HG Publishing, 2005)
- *Freedom from Addiction: The Secret Behind Successful Addiction Manage Your Pain,* por Michael Nicholas, Allan Malloy, Lois Tonkin e Lee Betson (Souvenir Press, 2006)
- *Overcoming Insomnia and Sleep Problems,* por Colin A. Espie (Constable and Robinson, 2006)

Autoestima

- *Gael Lindenfield's Self-Esteem Bible: Build Your Confidence Day by Day,* por Gael Lindenfield (Element, 2004)
- *Vivendo na luz,* por Shakti Gawain (Editora Pensamento) — Esse livro mudou minha vida quando o li em uma edição anterior, há mais de uma década. É simplesmente o livro mais amável, mais um dos livros que gostaria de reler.

- *Remarkable Changes,* por Jane Seymour (Regan Books, 2003) — A coragem, a força e a alegria de viver de Jane Seymour inspiram a aceitar mudanças e procurar as novas possibilidades e oportunidades.
- *Você pode curar sua vida,* por Louise Hay (Editora Best*Seller*) — Um achado para tratar e aumentar a autoestima. Eu relia todos os anos para me recordar da sabedoria.

Fantasias

- *The Joy of Sexual Fantasy,* por Andrew Stanway (Caroll & Graf, 1998) — Um bom ponto de partida se não tiver experiência com fantasias.

Relacionamentos

- *A criação do amor,* por John Bradshaw (Editora Rocco) — A percepção de John Bradshaw de nossos medos e dificuldades com o amor inspira um entendimento enorme, a cura profunda e uma maior habilidade para amar e aceitar o amor.
- *Amor — um livro maravilhoso sobre a maior experiência da vida,* por Leo Buscaglia (Editora Nova Era) — Leo Buscaglia era simplesmente o homem mais fantástico — escrevia sobre o amor com tanto fervor, entusiasmo e sabedoria que me pergunto como é possível esquecer de viver com amor.
- *Dare to Connect: How to Create Confidence, Trust and Loving Relationships,* por Susan Jeffers (Piatkus, 2005)
- *Pense com Amor — Os 7 segredos capazes de mudar a sua vida,* por Jenny Hare (Editora Cultrix) — Como deixar o amor iluminar sua vida.

Sexo

- *How Was It For You? Making Sex Much, Much Better,* por Anne Hooper (Carroll & Brown, 2005) — Esse livro informativo é bem escrito e oferece alguns bons conselhos sobre como melhorar sua vida sexual.
- *Massage Secrets for Lovers,* por Andrew Stanway (Carroll & Graf, 2003) — Dá todas as dicas de como apimentar a vida sexual com a arte da massagem.
- *O orgasmo múltiplo da mulher,* Mantak Chia e Dra. Rachel Carlton Abrams (Editora Objetiva) — Contém boas dicas para melhorar suas habilidades orgásticas.
- *Think Sex,* por Jenny Hare (Vega, 2001) — Escrevi esse livro porque muitas pessoas esquecem que um bom sexo começa na mente.
- *Woman's Pleasure,* por Rachel Swift (Pan, 1994) — Brilhante por sugerir formas para as mulheres descobrirem do que gostam na cama.

Vibradores e Brinquedos sexuais

Sex shop loja do prazer: www.lojadoprazer.com.br
Erotic Toys: www.erotictoys.com.br
Erosmania: www.erosmania.com.br

Informações sobre Terapia sexual

Instituto Brasileiro Interdisciplinar de Sexologia e Terapia Psicossomática: www.isexp.com.br

Orientação psicológica em Geral

Associação Brasileira de Psicoterapia: www.abrap.org.br
Associação Nacional dos Terapeutas: www.terapeutas.org.br

Este livro foi composto na tipologia Adobe Garamond Pro,
em corpo 12/17,4, e impresso em papel off-white 80g/m²
no Sistema Cameron da Divisão Gráfica
da Distribuidora Record.